ÉTUDE

SUR LA

LIGATURE ÉLASTIQUE

PAR

Le Docteur Adrien SIMON,

De la Faculté de Paris.

PARIS

ASSELIN ET Cie LIBRAIRES-ÉDITEURS

PLACE DE L'ÉCOLE-DE-MÉDECINE

1879

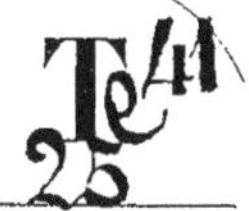

ÉTUDE

SUR

LA LIGATURE ÉLASTIQUE

ÉTUDE

SUR LA

LIGATURE ÉLASTIQUE

PAR

Le Docteur Adrien SIMON,
De la Faculté de Paris.

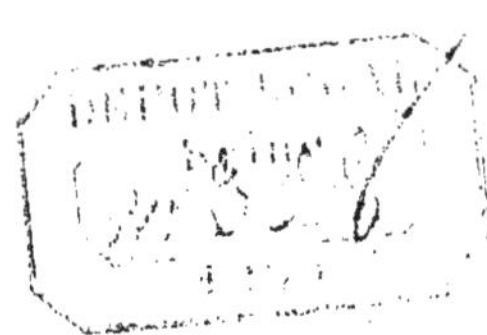

PARIS

ASSELIN ET Cie LIBRAIRES-ÉDITEURS
PLACE DE L'ÉCOLE-DE-MÉDECINE

1879

ETUDE

SUR

LA LIGATURE ÉLASTIQUE

AVANT-PROPOS.

La ligature élastique, dont l'apparition en chirurgie est de date relativement récente, a reçu dans ces dernières années, tant en France qu'à l'étranger, des applications aussi nombreuses qu'intéressantes.

Notre excellent maître, M. le D'' Duplay, qui a pratiqué lui-même, devant nous, plusieurs opérations par ce procédé (fistule à l'anus, tumeurs de la langue), nous a suggéré l'idée de réunir dans un travail d'ensemble ces diverses applications. Nous avons donc commencé ce travail avec l'intention d'y passer en revue et d'y étudier tous les cas où la ligature élastique avait été employée. Mais nous n'avons pas tardé à reconnaître que ces cas étaient aussi divers que nombreux, et qu'il faudrait, pour les étudier tous, parcourir tout le champ de la diérèse et de l'exérèse. Il a fallu, en conséquence, resserrer les limites de notre travail, et nous résoudre à n'y faire entrer que quelques-

unes des applications du procédé, encore nouveau, qui en
fait le sujet. Nous avons choisi, parmi ces applications,
celles qui nous ont paru les plus intéressantes.

Nous devons des remercîments à notre cher maître
M. Duplay, qui, en voulant bien opérer devant nous quelques malades par la ligature élastique, nous a permis d'observer par nous-même les effets de ce moyen de division
des tissus, et d'en mieux apprécier la valeur.

Nous avons aussi à remercier M. le professeur Courty,
de Montpellier, qui, avec la plus extrême obligeance, nous
a communiqué les résultats de sa pratique en la matière;
—MM. Périer et Terrillon, auxquels nous devons quelques-
unes de nos observations; — M. le Dr Budin, qui a bien
voulu nous remettre un travail intéressant sur la ligature
du cordon ombilical avec les fils élastiques ; — M. le
Dr Félizet, qui nous a communiqué, avec une observation
de phimosis traité par la ligature élastique, un résumé de
quelques expériences faites par lui, dans le but d'étudier le mode d'action des liens de caoutchouc; — et enfin,
notre excellent camarade, M. Armand Siredey, qui s'est
fait notre collaborateur, en mettant à notre disposition sa
connaissance de la langue italienne pour la traduction de
plusieurs observations que nous devons à son obligeance
de pouvoir rapporter dans notre modeste travail.

HISTORIQUE ET DIVISION DU SUJET.

Le premier travail sur la ligature élastique fut un mémoire du chirurgien italien Grandesso Silvestri, de Vicence, qui fut publié en 1862. L'année suivante, en 1863, Adolphe Richard, sur le conseil de Trousseau (1), ayant employé à son tour la ligature élastique dans un certain nombre de cas, écrivit une lettre à ce professeur (*Gazette hebdomadaire*, 1863, p. 418), pour lui rendre compte des résultats qu'il avait obtenus. — A partir de 1863, deux chirurgiens anglais, MM. Bryant et Henry Lee, emploient plusieurs fois le fil élastique pour l'ablation de lipômes, d'hémorrhoïdes et de tumeurs pédiculées (*Thèse de Joseph Mallet*, p. 12). — En 1878, M. Chopart rapporte, dans sa thèse inaugurale, sur le traitement des fistules à l'anus, une obobservation de fistule anale traitée et guérie par la ligature élastique. — Le 10 mars 1871, M. Henry Lee communique à la Société clinique de Londres un cas d'amputation de la langue, pratiquée pour un cancer, au moyen d'un lien élastique passé autour de la base de l'organe (*Clinical Society Transactions*, 1871, p. 111). — En cette même année, 1871, M. Grandesso Silvestri publie, sur la question, un second mémoire, dont les conclusions viennent compléter celles de son premier travail.

Ces faits, quoique déjà assez nombreux, avaient eu ce-

____

(1) En 1855, Trousseau aurait pratiqué l'ablation d'une partie de la langue à l'aide d'un fil élastique. M. le professeur Le Fort, alors interne de Trousseau, assistait à l'opération. Mais l'observation de ce fait n'a pas été publiée (thèse de Quinot, Paris, 1876, p. 6).

pendant peu de retentissement. Aussi, le 14 févier 1873, le professeur Dittel, de Vienne, faisait à la Société de médecine de cette ville une communication sur une *nouvelle méthode de ligature*, la ligature élastique, dont il croyait, le premier, avoir fait usage (1).

L'idée d'appliquer la ligature élastique à la division des tissus avait été suggérée à ce chirurgien par un fait fort curieux qui lui montra la puissance des fils élastiques.

Le 5 mars 1872, entra dans son service une jeune fille de 11 ans, qui se plaignait de maux de tête. En examinant cette enfant, on trouva autour du crâne une plaie suppurante circulaire, du fond de laquelle on parvint à retirer le cordon élastique d'une résille. On apprit alors que pour échapper aux mauvais traitements d'une belle-mère qui lui reprochait sans cesse la négligence qu'elle apportait dans le soin de sa chevelure, cette petite malade, depuis un temps assez long, gardait continuellement, maintenue sur sa tête par un fil de caoutchouc extrêmement serré, la résille qui retenait ses cheveux.

Bientôt se manifestèrent des symptômes de méningite, et l'enfant mourut le 21 mars. A l'autopsie on constata que non seulement les parties molles, mais encore les os du crâne, avaient été sectionnés, comme par une scie très fine, de sorte que le sommet de la boîte crânienne ne tenait au reste du crâne que par quelques points osseux.

Frappé d'un pareil fait, le professeur Dittel, résolut de saisir la première occasion pour mettre à profit l'enseignement qui s'en dégageait. Aussi, ayant eu peu de temps après à traiter un enfant porteur d'une tumeur érectile de la région temporale gauche, il se servit d'un lien élastique

(1) Wien. Medizinische Wochenschrift, n° 9, 1er mars 1873.

pour enlever cette tumeur. Celle-ci tomba au bout de huit jours, laissant une surface nette et granuleuse.

Encouragé par ce premier succès, le chirurgien de Vienne appliqua dès lors la ligature élastique à une foule de cas : tumeurs érectiles, fistules anales, section de ponts cutanés, ablation de carcinome mammaire ; ligature des vaisseaux, prolapsus du rectum, phimosis, castration, éléphaniasis des grandes lèvres, amputation de jambes. Ces divers faits, qui représentent plus de deux cents observations, ont été communiqués à la Société de médecine de Vienne, et reproduits par l'*Allgemeine Wiener medizinische Zeitung* (1873).

Le professeur Dittel a donc largement contribué à faire connaître les effets de la ligature élastique, à poser les règles et les indications de ce procédé nouveau, et à en vulgariser l'emploi, jusqu'à lui fort restreint. Mais il n'en est pas moins incontestable que la priorité du procédé opératoire revient à M. Grandesso Silvestri, et que les revendications de M. Vanzetti, de Padoue, en faveur de ce dernier (*Lettre à Demarquay : Gazette des hôpitaux,* 1874, *p.* 102) sont parfaitement justifiées.

Du reste, hâtons-nous de dire que M. Dittel ignorait complètement les travaux de M. Silvestri, et, qu'avec une loyauté qui lui fait honneur, il s'est empressé, dès qu'il eut connaissance des protestations de Vanzetti, d'écrire une lettre à ce chirurgien pour reconnaître le bien fondé de ses réclamations. (*Gazetta delle cliniche,* 7 octobre 1873, thèse Mallet, p. 11.)

Toutefois, si le premier travail sur la question est incontestablement dû à M. Grandesso Silvestri, il ne semble pas, nous devons le dire, que ce chirurgien ait eu le premier l'idée d'appliquer les fils de caoutchouc à la division des tissus ; puisque, dès 1855, ainsi que nous l'avons rappelé plus haut, Trousseau avait amputé une partie de la langue par la ligature élastique. Et même, d'après le docteur Pasqual Morelli (*Il Morgagni*, 1874, *p.* 150. — *Th. agrég. Monod. p.* 36), le chirurgien anglais, Clover, aurait, dès 1852, pratiqué une opération à l'aide d'un lien de caoutchouc.

Ceci, du reste, n'enlève rien au mérite du chirurgien italien qui, ne connaissant alors sans doute pas ces deux faits, n'a dû qu'à ses propres inspirations l'idée d'utiliser en chirurgie les propriétés des fils élastiques, et d'ériger en méthode ce nouveau procédé d'exérès.

Depuis les communications du professeur Dittel à la Société de médecine de Vienne, la ligature élastique a été appliquée dans un grand nombre de cas, tant en France qu'à l'étranger. Mais énumérer ici tous ces faits serait long et fastidieux. Et nous croyons qu'il sera plus naturel de rappeler à propos de chaque application les faits et les noms qui s'y rattachent.

Nous devons cependant signaler encore quelques travaux où la ligature élastique a été étudiée à un point de vue général, et qui, pour cette raison, trouvent leur place ici.

C'est d'abord un article paru dans la *Revue scientifique* du 11 juillet 1874 (*De la compression et de la ligature élastique en chirurgie*), dans lequel M. Krishaber rapporte les résultats d'expériences intéressantes pratiquées sur les animaux. C'est ensuite la thèse d'agrégation de M. le Dr Monod, *sur l'exérèse* (1875) qui contient une étude rapide de la ligature élastique. Puis, une thèse inspirée par M. le professeur Courty, de Montpellier (*Des liens en caoutchouc et de leur emploi en chirurgie*, par Joseph Mallet, Montpellier, 1875), où l'auteur passe en revue quelques applications des liens en caoutchoue. Enfin un travail du professeur Scarenzio (*Annali universali di medicina e chirurgia*, juillet 1875), où sont rapportées un grand nombre d'observations fort intéressantes.

Division du sujet : Les applications de la ligature élastique sont : les unes du domaine de la diérèse, les autres du domaine de l'exérèse. De là, une division toute naturelle de notre travail en deux parties, dont la première contiendra les cas où les fils élastiques ont été employés comme moyen de diérèse (fistule à l'anus, phimosis), et dont l'autre comprendra les faits où ils ont été employés comme moyens d'exérèse (tumeurs de la langue, inversion utérine et tumeurs de l'utérus, spina bifida, tumeurs du sein).

Dans un chapitre additionnel, nous placerons l'intéressant travail sur la ligature du cordon ombilical que M. Budin a eu l'obligeance de nous communiquer, la ligature élastique n'étant ici employée ni comme moyen de diérèse ni comme moyen d'exérèse. Avant l'étude de ces quelques applications des liens de caoutchouc, nous placerons un chapitre de considérations générales.

CONSIDÉRATIONS GÉNÉRALES.

Les applications de la ligature élastique se sont, ainsi que nous l'avons dit dans le chapitre précédent, rapidement multipliées depuis le mémoire du professeur Ditel. C'est qu'en effet cette méthode nouvelle possède des avantages incontestables qui en font une précieuse ressource pour le chirurgien, et qui ne pouvaient manquer de lui assurer une place importante parmi les moyens déjà connus de diérèse et d'exérèse.

Les principaux avantages de la ligature élastique tiennent au mode d'action des liens de caoutchouc. Il importe donc d'étudier tout d'abord ce mode d'action.

Un des grands inconvénients de la ligature ordinaire est la nécessité de resserrer souvent le lien constricteur, nécessité qui découle de l'intermittence de son action. C'est ce qu'Adolphe Richard a fort bien exprimé dans un passage de sa lettre à Trousseau, en montrant que l'action de la ligature élastique est tout à fait différent ; nous ne pouvons mieux faire que de reproduire ce remarquable passage :

« Je me crois donc donc en mesure, aujourd'hui, mon cher maître, de vous fournir quelques données précises sur ce qu'il est permis d'attendre de votre *ligature élastique*.

« Tel est, en effet, le nom que nous lui donnerons, si vous le voulez bien, car son but et son mécanisme diffèrent essentiellement de la ligature ordinaire.

« Celle-ci épuise à l'instant même son effet mécanique. Tout ce qu'elle doit donner, elle le donne immédiatement. C'est pour cela que ses résultats sont si souvent illusoires. Pour la rendre efficace, ou bien il faut, comme l'a si bien enseigné M. Rigal (de Gaillac), fragmenter le plus possible la base de la tumeur, multiplier les ligatures, et, donnant ainsi du premier coup à la striction une rigueur absolue, déterminer le sphacèle sur place et d'emblée ; ou bien on est contraint, et cela peut offrir plus d'un danger, de soutenir et de répéter l'action par l'usage des serre-nœuds ; ou bien enfin, on donne à la ligature une puissance énorme, et les tissus sont divisés séance tenante : c'est l'écrasement linéaire de M. Chassaignac, véritable conquête de la chirurgie.

« L'action de la ligature élastique est absolument inverse ; elle est continue et incessante. Elle peut être faible ou forte au début ; l'essentiel est de comprendre que vous avez tendu un ressort qui ne se repose qu'après avoir accompli la tâche que vous lui avez imposée. »

Ce que Richard avait déjà si bien indiqué dans ces quelques lignes, le professeur Scarenzio l'a établi d'une façon péremptoire par des expériences intéressantes rapportées dans le travail que nous avons cité plus haut. Nous relatons ici ces expériences, en laissant la parole au professeur Scarenzio lui-même : (1)

« Il est facile de concevoir théoriquement la supériorité de l'action du fil élastique comparé au fil ordinaire de lin, de soie, de chanvre ou de métal. De plus les faits indiqués plus haut montrent que la pratique en retire l'avantage cherché. Cependant il me semble qu'il y a lieu encore d'af-

____

(1) La traduction de ce travail est due à M. Armand Siredey.

fermir cette méthode en l'appuyant sur de nouvelles expériences, la comparaison étant la base la plus certaine sur
laquelle on puisse fonder l'emploi de la méthode et le choix
du procédé. Il faut donc étudier la chose à ce double point
de vue.

« Il suffit d'enrouler autour d'un doigt d'abord un fil élastique avec un degré modéré de tension, puis un fil ordinaire, pour sentir comment le premier, moins brusque
dans sa constriction au début, la continue ensuite, tandis
que le second la maintient telle qu'il l'avait produite au
premier moment.

« Et comme les tissus vivants n'exigent pas une forte pression pour ouvrir une route à un corps ténu qui s'applique
sur eux, on comprend déjà comment on peut obtenir par
cette constriction moyenne, continue et graduée, avec une
force moindre, les effets d'un fil ordinaire.

« Mais la pratique demande à cette méthode des effets plus
énergiques, et ici encore elle n'est pas au-dessous de ce
qu'on exige d'elle.

« Quelle que soit la constriction exercée par une ligature
simple, si toutefois elle n'arrête pas dès le premier moment
de son application la vie qui circule pour ainsi dire dans
le corps qu'elle étreint, après la mortification des couches
superficielles la circulation recouvre son energie, la partie
ulcérée se couvre de bourgeons charnus, et l'anse du fil
relâchée pour un temps indéterminé se trouve à l'aise au
milieu de ces tissus.

« Si, au contraire, après que les premières couches ont été
sectionnées, le fil, en vertu de sa rétractilité, s'enfonce dans
le sillon qu'il a ouvert, il peut reporter sur le fond de ce
sillon sa force qui n'avait pas été suffisante au début pour
couper toute la partie étranglée.

« Mais comme on l'a dit, cette force profondément destruc-

tive n'est pas nécessaire, car les tissus se détruisent peu
à peu.

« Ainsi qu'on le verra, la pression exercée par cette
substance, disait en 1862 Grandesso-Silvestri, ne peut pas
être si légère qu'elle ne puisse oblitérer les plus petits vaisseaux capillaires, et enlever ainsi l'élément matériel de la
nutrition des tissus à la surface desquels elle est appliquée.
« Elle les amène à la mortification par son action incessante. Si ce fil destructeur rencontrait sur sa route un
gros vaisseau, avant de le couper, il accolerait ses parois
par leur surface interne, de façon à interrompre le cours
du sang. Et le temps nécessaire à la section du vaisseau
correspondrait admirablement à celui d'établir une oblité-
ration sûre. »

« Cependant un défaut inhérent au fil élastique en comparaison des autres, serait que n'ayant pas au moment de son
application une idée juste du degré de tension, on allât,
ou serrer trop peu, ou dépasser les limites de l'extension
du fil et le casser.

« On peut remédier à cela en opérant comme le conseille
Grandesso-Silvestri, c'est-à-dire en prenant un fil élastique muni d'une enveloppe qui ne permette pas de l'étendre
au-delà d'un point donné. En outre, avec le fil ainsi pré-
paré on obtient à la fois les deux sortes de forces : la
constriction énergique et rapide au début, c'est celle que
produit l'enveloppe à son plus haut degré de tension, et la
constriction graduée, lente, élastique, qui entre en action
dès que l'anse est serrée et continue ensuite. De plus, si la
ligature se relâchait et qu'on fût obligé de la resserrer, si
l'on s'est servi du fil ordinaire il faut recommencer le
nœud, ou employer quelque appareil spécial pour le maintenir serré, tandis que pour le fil élastique, il suffit de le

tirer un peu au dehors, et on met une ligature sur les deux chefs à leur point de sortie des tissus.

« La nouvelle anse ainsi formée se rétracte et suffit à serrer et à corroder les parties.

« Après des inductions théoriques d'une telle valeur il convenait de recourir à l'observation directe. Et en appliquant un grand nombre de fois la ligature élastique, d'après le mode indiqué, je pus me convaincre que le nœud une fois serré, les sillons qui se forment vont s'étendant de plus en plus, d'heure en heure, en se maintenant dans les limites qu'avait l'ulcération au début.

« Parmi les nombreux cas qui peuvent démontrer cela, je citerai le suivant :

« Une paysanne âgée de 42 ans présentait un *lupus tuberculeux ulcéré* à la surface externe de l'avant-bras gauche, et qu'en raison de sa localisation à une partie peu noble on pensa traiter par la cautérisation. Pour une portion de ce lupus qui se trouvait isolée sur une étendue de 2 centimètres carrés, je voulus essayer de diminuer la nutrition en entourant cette partie du lupus d'une cicatrice ; et comme pour obtenir celle-ci il fallait d'abord produire une solution de continuité, je pensai à lier la peau tout autour en l'étranglant.

« Je commençai pour cela à appliquer au-dessus et au-dessous, sur les parties saines, deux lacs qui comprenaient 3 centim. de peau. Pour le supérieur je me servis d'un fil élastique ; pour l'inférieur d'un cordonnet de soie d'égal volume. J'appliquai le fil élastique en tirant les deux chefs à leur degré extrême de tension, je les enroulai, et les fis lier en travers avec un fil de soie au contact des téguments. Je serrai le second fil en le nouant sur lui même avec une très grande force.

« La peau comprise entre les deux anses se fronça aussi-

tôt, ramenant le trajet supérieur à 2 centim., l'inférieur à
1 centim., le fil de soie ayant coupé là une partie des tissus
par l'effet de sa forte constriction. Les deux sillons se
voyaient d'ailleurs très nettement. Les choses demeu-
rèrent ainsi pendant 2 jours. Le 3ᵉ jour, l'angle interne du
sillon supérieur présentait une ulcération de 1/2 centim.;
le 4ᵉ, la section atteignait 2 centim., tandis qu'elle demeurait stationnaire sous le fil inférieur, et une goutte de pus
sortait sous chaque ligature.

« Le 5ᵉ jour, la section était de 2 centim. 4 millim. sous le
premier fil, de 1 centim. 6 sous le second ; dans le premier
le lacs n'avait plus de prise. Je le tirai et fis un second
nœud. Pendant ce temps l'autre fil continuait toujours sa
constriction.

« Le 6ᵉ jour, le fil élastique se détacha formant une anse
complète. Les fils réunis étaient longs de 3 millim., mesu-
rés du 2ᵉ nœud, que l'extension amenait à 6 millim. en
représentant un cercle de 4 millim. de diamètre. La longueur de l'anse entière au début était de 1 centim., s'étendant à 1 centim. 1/2, correspondant à un cercle de 1 centim. de diamètre.

« Le 7ᵉ jour, l'anse inférieure était un peu relâchée. on
chercha à la resserrer en appliquant un nœud, puis ce fil
se détacha après 4 jours, c'est-à-dire presque une semaine
après le fil élastique. Il formait une anse de 6 millim.,
c'est-à-dire égale à la tension maxima de l'anse élastique,
qui s'était rétractée jusqu'à 3 millim., hâtant la section
des tissus.

« Sur cette même malade, voulant réunir par une autre
cicatrice les extrémités des sections qui venaient d'être
faites, je passai sous le fragment de peau situé entre elles,
long de 3 millim., un cordon élastique accompagné d'un
fil de soie de même grosseur. Je tirai ce dernier au maxi-

mum et le nouai. J'amenai de même à sa tension extrême le fil élastique. Une ligature fut placée sur les deux chefs, que je réunîs ensuite à ceux du fil de soie.

« La partie étranglée se fronça et fut aussitôt réduite à 1 centim. 1/2 de longueur. Le second jour elle était déjà sectionnée sur une étendue de 1/2 centimètre, le fil de soie était relâché, le cordon élastique maintenant la constriction. On appliqua un nœud sur le cordon de soie. Le jour suivant on fit de même pour le fil élastique, et le 4e jour les deux fils se détachèrent.

« On vit alors que l'anse élastique était longue à peine de 8 millim. qu'on pouvait étendre à 1 centim. 1/2, longueur que mesurait l'anse de soie.

« Ce fait démontre que l'action du fil élastique continuait après qu'avait cessé celle du fil de soie.

« Ces preuves sont donc suffisantes à inspirer de la confiance dans l'emploi de la ligature dont nous parlons, et le résultat ne manqua pas de répondre à notre attente. »

Du passage précédent, il résulte bien nettement que l'action de la ligature élastique est une action continuelle et incessante qui ne s'épuise que lorsque le lien de caoutchouc est revenu aux dimensions normales dont il s'était écarté, tandis que l'action de ligature ordinaire s'épuise immédiatement et est, par suite, essentiellement intermittente.

Ce premier point bien établi, il faut pénétrer d'une façon plus intime dans le mode d'action de la ligature élastique et rechercher par quel procédé elle amène la division des tissus.

M. le Dʳ Félizet a fait, avec M. le professeur Dolbeau, des expériences intéressantes sur ce point particulier de la question. M. le Dʳ Félizet a eu l'extrême obligeance de nous communiquer les résultats de ses expériences, dans une petite note que nous reproduisons intégralement :

« En 1876, M. Dolbeau, désireux, à l'occasion de son opéré (Bulletin de thérap.), d'étudier les effets et le *mode d'action* de la ligature élastique, me pria de faire quelques expériences dont il surveilla la conduite, et dont je lui remis les premiers résultats sous forme de notes. Ces notes n'ont pas été retrouvées, c'est donc *de mémoire* que j'en fais ici la relation.

« Ces expériences ont été faites en partie à l'amphithéâtre de l'hôpital Beaujon, en partie chez moi.

« Je me suis servi du tube de gutta-percha plein, quadrangulaire, de 1 millim. 5 de côté. La portion de tissu à sectionner était toujours mesurée au préalable avec un fil, de façon à obtenir *numériquement* le degré de tension élastique du caoutchouc servant à l'expérience.

« Les premiers essais faits chez le chien et chez le lapin portaient sur la peau seule ou sur des portions de membre, les parties molles étant traversées avec un trocart.

« Ces premiers essais nous avaient suggéré l'idée que l'agent actif de l'exérèse n'est pas l'élasticité du caoutchouc, mais bien la « force expansive des tissus vasculaires. » Les expériences suivantes semblent avoir démontré la vérité de cette supposition.

I.

« Exp. *A*. Chien de 10 mois environ.

« Ligature avec un fil de chanvre simple *sans striction forte*, de toutes les parties molles de la cuisse, traversée par un trocart en avant du fémur.

« Le troisième jour, la peau est coupée.

« Le huitième jour, le fil est resté dans le tissu cellulaire sous-cutané ; la section ne dépasse pas cette profondeur.

« Exp. *B*. Moulage en plâtre d'une cuisse de chien et de lapin.

« Reproduction des moules en : 1° paraffine, 2° savon, 3° suif du commerce.

« Ces moulages sont traités comme la cuisse même du chien et maintenus à la température de 18 ou 20° environ.

« Ils sont traversés avec un trocart à la partie moyenne, exactement comme la cuisse vivante, en avant du fémur et *sans comprendre l'artère fémorale*.

« Pour le chien, la circonférence des parties à étreindre, mesurée au fil, est de 20 centimètres. La striction est faite à 50 0/0, c'est-à-dire que 10 centimètres de caoutchouc enserrent les 20 centimètres de la circonférence.

« Vingt-quatre heures après :

« Paraffine . . . . .   Résultat nul.

« Savon. . . . .   —

« Suif . . . .   Simple sillon d'une impression.

« Les jours suivants, aucune modification dans l'état du moulage en matière inerte.

« Quarante-huit heures après, la lésion est profonde sur le chien.

« Lapin. — Section presque complète. Mort par hémorrhagie.

« La conclusion de ces essais est que : « L'exérèse par le caoutchouc ne se fait que sur les parties vivantes. »

« Il fallait entrer dans le détail de cette action.

II.

Deuxième série d'expérience faite sur un chien.

« Transfixion des deux cuisses à la partie moyenne, sans comprendre l'artère fémorale.

« Striction à 50 0/0.

« A droite : ligature de la fémorale sous l'arcade de Fallope.

« A gauche : rien.

« Vingt-quatre heures après, à droite, gonflement énorme de la cuisse.

« Peau déprimée, non escharifiée.

« A gauche, gonflement moindre : traces d'un liséré blanc, bleuté sur la ligne d'application du caoutchouc.

« Quarante-huit heures après :

« A droite, section de la peau ;

« A gauche, section de la peau et *pénétration* profonde du fil de caoutchouc qu'on cesse d'apercevoir.

« La section complète, avec chute des deux fils resserrés par deux fois d'une égale quantité, eut lieu :

« A gauche (artère fémorale intacte) le cinquième jour ;

« A droite (artère fémorale liée) le huitième jour.

III.

Troisième série d'expériences.

« Application du fil de gutta-percha dans deux cas :

« 1° Gangrène sèche de l'avant-pied.

« Striction à 50 0/0 du gros orteil.

« Le huitième jour, pas de résultat.

« (La peau était momifiée.)

« 2° Gangrène traumatique avec emphysème.

« Fracture de jambe.

« Blessé inopérable.

« Transfixion de la peau sphacélée du bord externe de la jambe.

« Ligature élastique à 50 0/0.

« A l'autopsie, soixante heures plus tard, *aucune* trace à l'œil nu d'une section de la peau. L'examen au microscope des tissus n'a pas été fait.

« Conclusions :

« 1° L'agent actif de l'exérèse, dans la ligature élastique, est la force d'expansion excentrique des tissus ;

« 2° Cette force d'expansion des tissus a pour cause l'afflux du sang artériel ;

« 3ᶜ Le lien élastique agit en opposant une résistance sensiblement invariable à l'expansion des tissus que le traumatisme constitué par la striction élastique enflamme et tuméfie. »

Les expériences de M. Félizet prouvent de la façon la plus évidente que la ligature élastique n'agit que sur les tissus vivants. Mais doit-on admettre la conclusion qu'en tire M. le Dʳ Félizet, à savoir que l'agent actif est, dans ce cas, la force d'expansion excentrique des tissus. Nous ne le pensons pas. Et nous croyons trouver une objection sérieuse à cette théorie dans le fait que la ligature élastique ne divise pas seulement les parties molles, mais aussi les os, ainsi que l'ont établi le fait si curieux de Dittel, les expériences de Silvestri et celles de M. Krishaber.

Il est bien évident, en effet, que pour expliquer la section des os, il est impossible d'admettre les mouvements d'expansion du tissu osseux. Nous adoptons donc une explication toute différente de celle de M. Félizet, et nous croyons que la ligature élastique agit sur les tissus en les ulcérant progressivement. Cette théorie rend, du reste, parfaitement compte de tous les phénomènes observés : elle est d'accord avec la résistance opposée au lien constricteur par les corps non vivants, tels que le suif, le savon, la paraffine et les parties sphacélées, l'ulcération ne pouvant exister que sur des parties vivantes. Notre opinion rend aussi parfaitement compte de la section des os ;

on sait, en effet, que le tissu osseux est sujet à l'ulcération tout aussi bien que les tissus mous.

La théorie que nous venons d'émettre est, du reste, celle qu'admet M. Jude Huë (de Rouen) dans un rapport sur l'inversion utérine que nous aurons à citer plus tard.

Voici, en effet, ce que dit cet auteur :

« Le mode d'action du fil de caoutchouc est tout particulier et tient à ses admirables qualités élastiques. Il agit lentement, par compression uniforme et constante, sur la circonférence des tissus qu'il embrasse et dont il détruit, petit à petit et couches par couches, la vitalité tout entière *par ulcération progressive*. Il n'étrangle pas, il anémie; *il ne coupe pas, il ulcère;* il n'enlève pas, il détruit, aplatissant, et oblitérant les vaisseaux avant de les diviser. »

Ce mode d'action des liens de caoutchouc explique la rareté des hémorrhagies à la suite des opérations par la ligature élastique : les vaisseaux se trouvant aplatis et oblitérés avant d'être sectionnés, il est facile de comprendre que des hémorrhagies puissent difficilement se produire. Cependant il ne faut pas croire qu'on soit, par ce procédé, absolument à l'abri de cette complication.

Ainsi, dans une discussion qui eut lieu à la *Clinical Society of London* (British medic. Journ., 1874, t. II, p. 793), M. Hulke rapporta un cas d'hémorrhagie secondaire provenant de la carotide, à la suite de l'ablation d'une tumeur cervicale par la ligature élastique.

Nous relatons, en outre, un peu plus loin deux faits où des hémorrhagies secondaires suivirent aussi l'application de la ligature élastique sur la langue.

Mais à côté de ces faits rares on pourrait en placer beaucoup d'autres où il n'y a pas eu la plus légère perte de sang; et les observations sont aujourd'hui assez nombreuses pour permettre d'affimer que si la ligature élastique ne

donne pas une sécurité *absolue* au point de vue de l'hémorrhagie, elle y expose moins que tout autre procédé.

Les accidents de pyohémie et d'infection putride qu'on
avait redoutés tout d'abord ne sont pas moins rares que les
hémorrhagies, et nous croyons qu'ils pourront être évités
dans la plupart des cas, si l'on prend les précautions et les
soins de propreté nécessaires. Nous ne connaissons qu'un
seul cas de mort par pyohémie (1). Mais il s'agissait d'un
enfant porteur d'une tumeur vasculaire extrêmement étendue, pour l'ablation de laquelle tous les autres moyens
avaient dû être écartés et n'auraient sans doute pas donné
de meilleurs résultats.

Quant à l'odeur qui résulte de la mortification des parties
sphacélées, elle est, en général, aisément combattue par
l'emploi des divers désinfectants.

Ajoutons que les accidents de toute nature (érysipèle,
phlegmons, etc.) qui viennent souvent compliquer les traumatismes chirurgicaux, semblent fort rares avec la ligature élastique, ainsi qu'on pourra s'en convaincre par la
lecture des observations que nous rapportons.

D'après certains auteurs, M. Allingham en particulier,
la suppuration serait nulle ou presque nulle. Sans aller
aussi loin, nous croyons que, dans beaucoup de cas, la suppuration est fort peu abondante, et beaucoup moindre
qu'après les opérations par d'autres procédés. Cette particularité s'explique, du reste, facilement. Car la section des
tissus s'opérant lentement, leur cicatrisation s'opère derrière le fil de caoutchouc, et lorsque celui-ci tombe, la
plaie est déjà presque entièrement cicatrisée.

Quelques auteurs ont reproché à la ligature élastique
de déterminer des souffrances extrêmement violentes et

(1) Hofmokl. Wien. medic. Presse, 1874, p. 571.

même intolérables, ayant pu dans certains cas entraîner
des accidents nerveux. De pareils faits ne sont assurément
pas communs, car dans toutes les observations que nous
avons parcourues, si nous avons vu quelquefois signaler des
douleurs vives, nous n'avons jamais vu qu'elles aient été
intolérables, ni surtout qu'elles aient été le point de départ
de complications nerveuses. Nous devons cependant faire
exception pour un cas de spina bifida rapporté par M. Polaillon à la Société de chirurgie (1), et où les douleurs pro-
voquèrent des accidents qui obligèrent à enlever la ligature
peu de temps après son application. Sans nous arrêter, pour
le moment, sur ce fait, dont nous aurons à reparler, disons
seulement que la présence d'éléments nerveux venant de
la moelle, dans de semblables tumeurs, crée des conditions
toutes spéciales à cette affection, et dont il est juste de tenir compte.

Nous croyons que le degré de constriction du fil est pour
beaucoup dans l'intensité plus ou moins grande de la douleur ; que celle-ci est insignifiante quand la striction est
très faible ; qu'elle est plus forte, quoique cependant très
supportable, quand le lien est extrêmement serré ; et qu'elle
acquiert son plus haut degré d'intensité lorsque la ligature est moyennement serrée. On devra donc, pour éviter
des souffrances pénibles, serrer très peu, ou, au contraire,
serrer énergiquement les ligatures On peut encore employer un moyen indiqué par M. Krishaber, et qui consiste
à exercer le premier jour une constriction très légère. Celle-
ci suffit à engourdir les tissus et permet de serrer le lende-
demain énergiquement la ligature sans occasioner de douleurs.

Voici l'expérience de M. Krishaber, établissant ce fait :

(1) Bulletin de la Société de chirurgie, 1875, p. 333.

« Je jette, dit M. Krishaber, autour d'une des pattes de l'animal, un seul tour de lien élastique, *en le serrant à peine*. L'animal ne crie point, et, laissé libre, ne manifeste que de la gêne.

Le lendemain, cette première ligature, si faible qu'elle ait été, a insensibilisé le point lié et toutes les parties infé-rieures à la ligature. Je jette alors sur le premier lien un second que je serre plus fort ; l'animal ne souffre point. Il est donc possible, par ce procédé si simple, d'éviter le plus sérieux, peut-être même l'unique inconvénient de la ligature élastique, la douleur. Ce procédé me semble plus efficace et plus inoffensif que celui des injections de mor-phine employé par quelques chirurgiens. »

Nous reviendrons plus longuement sur cette question à propos de la fistule à l'anus. Disons cependant encore que la section de la peau étant seule, ou à peu près seule dou-loureuse, il y a avantage à tracer sur celle-ci un sillon au fer rouge lorsque la ligature élastique doit reposer sur le tégument cutané.

Par cette simple précaution, l'action du lien élastique est rendue presque insensible.

On comprend qu'il est bien difficile de dire, même approximativement, dans quel délai survient la chûte du fil élastique. Ce délai varie, en effet, avec des circonstances nombreuses (résistance et épaisseur des tissus, degré de striction du lien, etc.) et présente par suite, de très grandes différences suivant les cas. Nous verrons même, à propos de l'inversion utérine, que ces variations peuvent être énormes dans des cas cependant tout à fait analogues.

En ce qui touche la nature des fils élastiques, nous avons peu de chose à dire. On s'est servi d'abord pres-que exclusivement d'un tube à drainage, et certains chi-rurgiens, tels que M. Courty, préfèrent encore ce lien à tout autre. Mais, on emploie plus généralement maintenant des fils cylindriques formés d'une lanière contournée en spirale, qu'on trouve actuellement, avec des diamètres divers, chez tous les fabricants d'instruments de chirurgie. Ces derniers fils sont plus solides que les tubes à drainage qui se cassent quelquefois, et qui ont aussi l'inconvénient de s'aplatir sur les tissus sous l'influence d'une constriction un peu forte.

Toutefois ces détails n'ont, dans le plus grand nombre des cas, qu'une faible importance et l'on pourra souvent se servir indifféremment d'un fil élastique quelconque.

Ajoutons que nous ne voyons aucun avantage à employer les fils recouverts d'une enveloppe, que recommande le professeur Scarenzio. On se rend un compte très suffisant du degré de constriction sans cette enveloppe qui à l'inconvénient de s'altérer au contact des liquides de la plaie.

Le manuel opératoire est toujours très simple dans les opérations pratiquées avec la ligature élastique. Et l'appareil instrumental que réclame l'application de ce procédé est entre les mains de tous les praticiens.

L'exécution de l'opération n'étant pas la même, dans les différents cas, nous ne pouvons en faire ici une description générale. Et nous dirons, à propos de chaque application de la ligature élastique, comment il convient de procéder.

PREMIÈRE PARTIE

Applications de la ligature élastique employée comme moyen de diérèse.

CHAPITRE PREMIER.

FISTULE A L'ANUS.

Les bons effets de la ligature élastique dans le traitement des fistules à l'anus, ne sont plus à prouver aujourd'hui. M. le professeur Courty, dans une excellente leçon publiée en décembre 1874 dans *Montpellier médical*, M. Allingham dans un travail très complet sur la question (1875), et M. Edouard Thomas dans une thèse soutenue devant la Faculté de Paris (1875), ont établi par un grand nombre d'observations les avantages incontestables de ce mode de traitement des fistules anales, et l'ont fait entrer définitivement dans la pratique.

Nous nous bornerons donc à résumer les conclusions auxquelles étaient arrivés ces auteurs, en insistant sur certains points, et à ajouter quelques faits nouveaux à ceux qu'ils ont déjà rapportés.

Voici les conclusions du travail de M. Allingham :

1° L'opération est ordinairement exempte de douleur et les souffrances que le malade éprouve ensuite, si même il en éprouve, sont habituellement très légères.

2° La guérison est plus rapide.

3° La malade n'a pas besoin de garder le lit, ni même la chambre ; il peut se promener et sortir avec précaution.

4° La ligature est applicable aux malades délicats ou ayant une prédisposition à la phthisie.

5° Elle ne donne lieu à aucune perte de sang.

6° Il y a fort peu de suppuration,

7° La ligature est souvent très avantageuse pour venir en aide au bistouri.

8° Elle n'exige pas l'emploi de l'anesthésie.

Nous allons examiner ces diverses propositions, et nous nous occuperons tout d'abord de la douleur.

Celle-ci doit être envisagée : 1° au moment du passage du fil élastique ; 2° au moment de la constriction du fil ; 3° après l'opération.

Au moment du passage du fil, la douleur est ordinairement nulle ou insignifiante, à moins que le trajet ne soit enflammé. Le fait suivant, emprunté au travail de M. Allingham, en est un exemple bien démonstratif : « Une vieille dame, dit ce chirurgien, vint me trouver avec une fistule complète, simple, qui existait depuis environ six mois, à la suite d'un abcès chaud qui s'était ouvert spontanément après avoir causé beaucoup de douleur. Je jugeai que c'était un cas favorable pour la ligature, et bien que la malade fût extrêmement nerveuse et sensible, je réussis à passer une ligature élastique dans la fistule sans qu'elle s'aperçut de ce que je faisais ; elle crut seulement que je sondais le trajet, et même, pensait-elle, avec douceur, car elle n'éprouvait aucune souffrance... »

Au moment de la constriction, au contraire, il y a ordinairement une douleur assez vive, quoique parfaitement supportable (observation I), douleur qui est proportionnée au degré de la striction.

Quant à la douleur consécutive à l'opération, elle est très variable en intensité et en durée. Ainsi MM. Duplay et Verneuil ont dit à la Société de chirurgie avoir observé des cas où la douleur fut excessive, et entraîna même des accidents nerveux.

Toutefois, de semblables faits sont assurément rares, car, dans les nombreux cas qu'il nous a été donné de consulter ou d'observer, nous n'avons trouvé aucun accident de ce genre. Et, si nous avons vu souvent une douleur assez vive succéder à l'opération, nous devons dire que dans tous les cas que nous connaissons, les souffrances ont toujours été parfaitement supportées et qu'elles se sont rarement prolongées au delà de la première nuit qui suivait l'opération. Dans un certain nombre de circonstances elles ont été nulles, ou tout au moins assez légères pour que les malades aient pu se promener ou vaquer à leurs occupations après l'opération.

Voici deux faits de ce genre qui nous ont été communiqués par M. le Dr Périer.

Le premier se rapporte à un malade qui vint un jour des environs de Paris pour se faire opérer d'une fistule anale, par M. Périer. Après l'opération par la ligature élastique, qui fut faite à Paris, ce malade voulut absolument retourner chez lui. Il supporta fort bien le voyage qui se fit en chemin de fer et dura une heure, et la douleur qu'il éprouva pendant et après le trajet fut très modérée.

Le second fait est relatif à un homme de 26 ans, porteur d'une fistule ramifiée dont tous les orifices étaient sur la muqueuse, et chez lequel M. Périer put placer à la fois quatre fils élastiques. La gêne était si peu prononcée à la suite de cette opération qu'il suffisait au malade de lire pour ne plus s'apercevoir de cette gêne (c'étaient les propres paroles du malade).

L'observation IX est plus remarquable encore : le malade, qui était un marin, part pour une traversée le jour même de l'opération, et souffre si peu qu'il ne prend aucune des précautions qui lui avaient été recommandées.

Il y a, comme on le voit, de très grandes variations au point de vue de la douleur. A quoi tiennent ces différences?

Selon M. Périer, la souffrance serait très vive toutes les fois qu'il y aurait de la peau comprise dans la ligature; elle serait au contraire légère et souvent presque nulle lorsque le fil de caoutchouc n'enserre dans son anse que de la muqueuse; et ce serait même, selon M. Périer, le seul cas où la ligature élastique serait applicable au traitement des fistules à l'anus.

Nous ne saurions admettre l'explication de M. Périer, en raison de faits où la ligature, bien qu'étranglant une très grande étendue de peau, n'a déterminé que fort peu de souffrance, et quelquefois une simple gêne.

D'après M. Périer, les différences au point de vue de la douleur tiendraient surtout aux personnes. (Communication orale.)

Nous croyons, en effet, qu'ici comme pour toute autre opération, l'élément nerveux n'est point étranger à l'intensité de la douleur. Cependant, nous ne pensons pas que ce soit là encore la principale cause des différences que nous avons signalées. Ces variations nous ont paru se rattacher surtout au *degré de constriction de la ligature*.

M. le professeur Courty a rapporté (1) des faits où la douleur avait été remarquablement légère, quoiqu'il y eût eu plusieurs centimètres de peau compris dans la ligature.

(1) Montpellier médical, 1874.

Or, avant de citer ces faits, M. Courty indique d'une façon très précise comment il serre ses ligatures : « J'exerce d'emblée, nous dit-il, la constriction définitive de la partie à diviser. Il suffit de tirer sur les deux extrémités du tube, de façon à s'assurer que la partie passée dans la fistule est convenablement distendue, non pas sans doute jusqu'à arriver trop près des limites de sa résistance, mais du moins assez pour donner la certitude que sa constriction sera soutenue par une mise en jeu suffisante de son élasticité. Il n'y a plus qu'à fixer le tube dans cet état d'*extension forcée* par un nœud double bien assujéti et au besoin renforcé ou retenu à l'aide d'un fil ciré, noué plusieurs fois autour du nœud du tube élastique. »

M. Courty ajoute qu'il a toujours agi de la sorte, sauf dans deux cas dont nous aurons à reparler et où il a employé le procédé conseillé par M. Krishaber, procédé qui consiste, nous l'avons dit plus haut, à appliquer le premier jour une ligature très faiblement serrée, et à y substituer le lendemain une autre ligature fortement serrée.

Ainsi donc, l'éminent professeur de Montpellier a employé une constriction énergique dans les cas auxquels nous avons fait allusion plus haut ; et cependant, la douleur a été si légère dans ces mêmes cas que les malades ont pu marcher après l'opération et même vaquer à leurs occupations.

De son côté M. Daniel Mollière recommande (1) de serrer énergiquement les fils, parce que, dit-il, « si la ligature n'est pas *extrêmement serrée*, son action beaucoup plus lente inflige aux patients des douleurs très vives. »

A notre tour, chez deux ou trois de nos malades, nous avons porté la constriction jusqu'aux limites de l'élasticité

____

(1) Traité des maladies de l'anus et du rectum.

du fil, c'est-à-dire que nous avons exercé sur celui-ci une traction considérable, et nous n'avons constaté qu'une douleur très modérée.

Il semble bien résulter de ce qui précède qu'une constriction très violente, loin de déterminer d'intolérables souffrances, comme on pourrait s'y attendre, ne donne lieu qu'à une faible douleur.

En est-il de même lorsque la ligature a été modérément serrée ? L'observation si complète de M. Félizet, (obs. 15) où le degré de constriction a été noté avec un soin minutieux, donne réponse à cette question.

Nous y voyons que la striction ayant été *modérée*, l'opération a été médiocrement douloureuse, mais, qu'une heure après, la douleur apparaît et augmente d'instant en instant jusqu'au lendemain matin. « *C'est une douleur aiguë, lancinante, arrachante*, qui empêche le malade de dormir plus d'une demi-heure de suite pendant la nuit. »

Nous y voyons encore que la ligature ayant été resserrée quelques jours après son application, il y a eu presque aussitôt une douleur très vive et que la journée a été pénible.

Une ligature *modérément* serrée, tout en étant moins douloureuse au moment de la constriction, semble donc causer dans la suite des souffrances beaucoup plus vives. Elle demande, en outre, à être resserrée plus tard, et cette constriction nouvelle est douloureuse, dans quelques cas même, elle est plus pénible que la première opération, ainsi que le prouve l'observation 16, empruntée à la thèse de M. Edouard Thomas.

Examinons maintenant le cas où la ligature est serrée aussi faiblement que possible.

Chez deux ou trois de nos malades, cette condition a été réalisée :

C'est à peine si nous avons exercé une légère traction sur les extrémités du fil élastique avant de les lier. Chaque fois, il y a eu une absence totale de douleur ; tout au plus les malades se plaignaient-ils d'une gêne insignifiante qui ne les empêchait pas de se lever et de se promener dans les salles. Dans ces cas, nous avons resserré presque chaque jour la ligature, pour que son élasticité rapidement épuisée parce qu'elle était faiblement mise en jeu, pût suivre la section des tissus, et chacune de ces constrictions nouvelles ne fut pas plus douloureuse que la première.

M. Courty, de son côté, rapporte que chez deux malades très pusillanimes, il a suivi le conseil de M. Krishaber : « Je serrai d'abord, dit-il, très modérément le premier lien et je lui substituai le lendemain une ligature élastique bien plus serrée ; et je me trouvai bien d'avoir agi de la sorte : cela complique sans doute l'opération ; et, par suite, l'application d'une ligature élastique préalable, précédant celle de la ligature élastique définitive, n'aura si l'on veut qu'une application exceptionnelle ; mais il n'en faut pas moins tenir compte des cas où cette manière d'agir est très réellement preférable. »

De ces faits, comme des nôtres, il résulte qu'une ligature d'abord très faiblement serrée est aussi peu douloureuse que possible, et permet d'exercer les jours suivants, presque sans douleur, une constriction énergique.

Seulement, le procédé de M. Courty nous paraît contenir une complication inutile : Pourquoi substituer un second fil au premier, lorsqu'il suffit de resserrer celui qui est déjà dans le trajet fistuleux ?

Quoi qu'il en soit, nous pouvons conclure de tout ce que nous venons de dire à propos de la douleur, que celle-ci semble être surtout intense lorsque la ligature est *modérément* serrée, qu'elle est médiocre lorsque la constriction est *aussi énergique que possible*, — et qu'enfin elle est nulle ou presque nulle lorsque le fil élastique est *à peine serré*.

Nous ajoutons que la striction *modérée*, outre qu'elle est plus douloureuse qu'une constriction extrêmement faible ou extrêmement forte, oblige à resserrer la ligature les jours suivants, et que le resserrement, dans ce cas est toujours douloureux, quelquefois même plus douloureux que la première opération, ainsi que le prouvent l'observation 16 déjà citée, et le fait suivant emprunté à Allingham :

Homme de 53 ans, fistule borgne externe, trajet très profond et étendu : opération le 16 mars. La ligature dut être resserrée le septième jour et tomba le dixième. *Beaucoup de douleurs* après que la ligature eût été resserrée.

Cette particularité est facile à expliquer. En effet, lorsque la ligature a été modérément serrée, elle provoque autour d'elle une certaine irritation.

Il n'y a dès lors rien d'étonnant à ce que les constrictions ultérieures s'exerçant sur des tissus enflammés causent une douleur plus vive que celle de la première opération.

On comprend de même que dans le cas où la striction est aussi faible que possible, l'irritation consécutive est nulle ou insignifiante, et qu'on se trouve, par suite, lorsqu'on resserre ultérieurement la ligature, dans des conditions sensiblement identiques à celles qui existaient au moment où l'on a exercé la première constriction. Mais comment expliquer l'absence, ou tout au moins le peu d'intensité des douleurs après une ligature d'emblée extrêmement serrée ?

Nous nous bornons à enregistrer le fait sans pouvoir, plus que M. Daniel Mollière, en donner la raison. Cet auteur nous dit, en effet : « J'insiste surtout sur l'absence de douleurs, quoiqu'il me semble absolument impossible de l'expliquer. » Peut-être cependant pourrait-on se demander si ce phénomène ne t'ent pas à ce qu'il y a, sous l'influence de l'étranglement énergique d'une ligature très serrée, une désorganisation des filets nerveux se rendant à la partie comprise dans la ligature.

Nous rappellerons aussi que ce fait est en rapport avec ce que M. Krishaber a observé sur les animaux, à savoir que la sensibilité du bout central du nerf sciatique disparaît plus rapidement après une ligature très serrée de la cuisse, qu'après une ligature modérément serrée.

En résumé, et quoi qu'il en soit, nous sommes d'avis qu'il faut, en règle générale, appliquer des ligatures aussi faiblement serrées que possible, soit qu'on y substitue le jour suivant une ligature très serrée ou que, pour plus de simplicité, on se contente de resserrer suffisamment celle qui est déjà dans le trajet fistuleux ; soit qu'on resserre fréquemment le lien élastique d'une façon très légère, comme nous l'avons fait, de façon à lui permettre de suivre la section des tissus. Il résulte, en effet, de ce que nous avons dit que les ligatures à peine serrées sont encore les moins douloureuses. Mais, elles ont, en outre, un autre avantage, c'est qu'elles coupent très lentement et que la cicatrisation a ainsi le temps de se faire derrière le fil, à mesure qu'il progresse.

Les constrictions énergiques, au contraire, ont cet inconvénient, que les fils sectionnent trop vite pour que la cicatrisation puisse les suivre dans leur retrait ; de sorte qu'après la chûte des ligatures, il reste encore une plaie plus ou moins étendue, suivant la rapidité de la section, plaie qui occasionne de la gêne, ou même un peu de douleur, et qui donne toujours lieu à de la suppuration. Tous ces inconvénients sont naturellement évités quand la ligature est très faiblement serrée : quand le fil tombe, la cicatrisation est dans ce cas presque complète, il ne reste plus qu'une toute petite plaie qui se ferme très rapidement, et qui est tellement insignifiante qu'elle ne donne lieu ni à de la douleur, ni à de la suppuration.

Le seul inconvénient que nous voyons à ce procédé est que le malade reste plus longtemps porteur de son fil de caoutchouc. Mais il faut reconnaître que cet inconvénient, si c'en est un, est bien léger, puisque la présence du dit fil ne fait nullement souffrir le fistuleux et ne l'empêche pas de vaquer à ses occupations.

Nous pensons même que dans les cas où on ne devrait pas revoir le malade après l'opération et où on se trouverait ainsi dans l'impossibilité de resserrer le fil élastique les jours suivants, il ne faudrait pas pour cela renoncer au procédé que nous conseillons, et se croire obligé de recourir à la constriction énergique.

La striction faible, même sans resserrement les jours suivants, suffirait souvent, nous en sommes convaincu, à opérer, quoique plus lentement, la division complète des tissus. Le fait suivant, qui nous a été raconté par M. le Dr Terrier, nous semble, du moins, donner quelque vraisemblance à l'opinion que nous émettons. D'ailleurs, en admettant que le résultat n'ait pas été obtenu au bout de quelque temps, il n'en résulterait aucun inconvénient, et il serait toujours facile alors de resserrer le lien et d'achever la section.

Voici le cas de M. Terrier : L'année dernière (août ou septembre) ce chirurgien avait opéré, avec l'écraseur, un malade porteur de deux trajets fistuleux à l'anus. Mais l'un des deux trajets s'étant reformé, M. Terrier y passa un petit tube à drainage, sans le serrer aucunement, et dans le seul but de régulariser le trajet, se proposant, ce but une fois atteint, de sectionner de nouveau le trajet par l'écraseur.

Lorsque M. Terrier revit son malade, environ un mois après, le trajet était à moitié sectionné, et la cicatrisation s'était faite au-dessus du tube, qui était descendu à mesure qu'il avait ulcéré les tissus. La cicatrisation était donc opérée déjà dans toute la partie qui avait été sectionnée. M. Terrier, voyant cela, conseilla à son malade d'attendre très patiemment, en lui disant que le trajet allait probablement achever de se couper tout seul. En effet, 15 jours après environ, il ne restait plus qu'une petite languette de tissu qui céda sous l'influence d'une légère traction. La cicatrisation avait continué à s'effectuer au-dessus du fil, à mesure que celui-ci descendait, de sorte que le trajet était presque complètement cicatrisé. Quelques jours après, la guérison était complète. Elle s'était ainsi opérée en un mois et demi environ, sans la moindre souffrance et presque sans que le malade s'en aperçût.

Telles sont les réflexions que nous désirions faire sur la douleur et la constriction. Qu'on nous pardonne si nous avons longuement insisté sur ce point. Mais la douleur ayant été souvent signalée comme un inconvénient très sérieux de la ligature élastique et même comme une contre-indication à son emploi, nous avons tenu à bien préciser dans quelles conditions elle se produit, et à établir qu'on peut arriver, à l'aide de certaines précautions, à diviser les tissus par ce procédé sans déterminer les vives souffrances qu'il a été accusé de produire.

Nous avons dit plus haut que l'introduction de la ligature dans le trajet fistuleux n'était pas douloureuse. Cette circonstance permet de pratiquer l'operation, (si l'on peut donner ce nom au passage d'un fil à travers une fistule), sans recourir aux anesthésiques.

Or, c'est là un avantage incontestable de ce procédé. Car si rares que soient les accidents causés par l'anesthésie, leur possibilité devra toujours être présente à l'esprit du chirurgien prudent, qui préférera se passer du chloroforme toutes les fois qu'il le pourra. « Si, dit M. Allingham, vous aviez affaire à un client tellement nerveux que vous ne puissiez pas vous dispenser de l'anesthésier, quelques inhalations de protoxyde d'azote suffiront; car, dans les cas favorables l'opération peut être faite en moins de 10 secondes. »

La ligature élastique sera encore une ressource précieuse pour le chirurgien, lorsqu'il se trouvera en présence de personnes pusillanimes. Car si pusillanime que puisse être un malade, il ne sera certainement pas effrayé par une opération aussi légère et s'y soumettra volontiers si on prend la peine, comme le conseille M. Allingham, de lui expliquer en quoi elle consiste et à quel point elle est peu douloureuse. Il n'est pas rare, au contraire de rencontrer des malades qui ont une horreur invincible de l'instrument tranchant, et qui aimeraient mieux conserver une infirmité gênante et la laisser s'aggraver, que de se soumettre à une opération par le bistouri : « J'ai guéri par la ligature élastique, dit M. Allingham, beaucoup de gens qui avaient pour ainsi dire, fait serment de ne jamais se laisser toucher avec un instrument tranchant. Leur mal n'aurait fait qu'empirer, aurait miné leur constitution jusqu'à ce qu'une opération dangereuse fût rendue indispensable, tandis qu'ils en ont été quittes pour une opération fort légère. »

Le chirurgien anglais cite, en particulier le cas d'un de ses malades qui accepta avec empressement la ligature élastique, trop heureux d'échapper à ce qu'il appelait « les horreurs du couteau. »

L'hémorrhagie primitive ou secondaire, qui est une complication fréquente et sérieuse de l'opération par le couteau, semble peu à craindre avec la ligature élastique : « L'opération, dit M. Allingham, s'exécute presque et dans quelques cas, absolument sans perte de sang. » M. le professeur Courty, de son côté, déclare qu'aucun de ses malades n'a eu d'hémorrhagie. Enfin, nous-même, nous n'avons jamais observé le moindre écoulement de sang.

Ce n'est pas là assurément un des moindres avantages de la ligature élastique ; car, si dans les cas simples, dans les fistules superficielles et peu étendues, situées sur la ligne médiane ou près du raphé, l'hémorrhagie est rare et oujours peu inquiétante, il n'en est pas de même, comme le fait remarquer M. le professeur Courty, lorsque la fistule a son orifice interne situé au-dessus des sphincters et plus ou moins élevé dans le rectum, lorsqu'il y a des hémorrhoïdes, ou que la fistule est latérale et limite une épaisseur considérable de tissus, comprise entre le trajet fistuleux et le rectum. Ici l'hémorrhagie est à redouter, et c'est, en effet, la crainte de cet accident, de cette complication grave, qui a conduit M. le professeur Dolbeau à employer la ligature élastique dans le cas dont M. Félizet a publié l'intéressante observation.

Il s'agissait d'un homme affaibli, épuisé, porteur d'une fistule considérable, et chez lequel l'opération par le couteau aurait déterminé, selon toute vraisemblance, une hémorrhagie qui eût eu peut-être de funestes conséquences.

Plus encore que dans les cas de ce genre, la ligature élastique sera indiquée lorsqu'on sera en présence d'individus prédisposés aux hémorrhagies ou hémophiles, et on évitera au chirurgiens les plus grandes inquiétudes, comme au malade les plus grands dangers. Nous en don-

nerons pour preuve l'observation de M. Chalot (obs. I.),
où, chez un typhique qui avait déjà perdu une notable
quantité de sang par l'anus, une fistule put être sectionnée par la ligature sans autre perte de sang qu'une légère
hémorrhagie au moment de l'opération.

Le fait suivant, cité par M. Allingham, est |trop intéres-
sant à ce point de vue pour que nous ne le rapportions pas
ici :

« Un gentleman américain me fut envoyé l'année der-
nière par le Dr David J. (de Florence). Il était depuis longtemps atteint d'une ulcération du rectum, située en dedans
du sphincter, et il avait été traité par divers chirurgiens
d'Amérique et du continent, sans aucune amélioration per-
sistante. Les symptômes habituels se rencontraient chez
ce malade ; mais, chose importante, pendant des années,
il avait fréquemment perdu de grandes quantités de sang
par le rectum, ce que l'ulcération ne paraissait pas pouvoir
expliquer bien qu'elle fût très vasculaire. Je m'assurai que
le sang venait du rectum, et non d'une portion plus élevée
de l'intestin, et qu'il n'y avait pas d'hémorrhoïdes.

Quand ce malade me consulta, je trouvai, en outre de
l'ulcération, une petite masse polypeuse, de nature fibreuse,
tout près du bord supérieur de l'ulcération, qui entretenait
la plaie. Je l'enlevai en y plaçant une ligature ; mais le pédicule, qui était petit, se laissa diviser par la ligature au
moment où je le serrai. Dès que cet accident fut arrivé,
j'examinai soigneusement la partie avec un spéculum,
dans la crainte d'une hémorrhagie ; mais, comme il ne
s'en produisit aucune, je me contentai de mettre dans l'intestin un peu de coton styptique. Sans doute, dès que la
petite frayeur qu'avait éprouvée le malade se dissipa, et
que la circulation se rétablit, le sang commença à couler
lentement, car le vaisseau devait être très petit.

L'hémorrhagie débuta ainsi : le malade dîna, puis se coucha de bonne heure et s'endormit. Au bout de deux heures il se réveilla, se sentant faible et malade. Il prit un peu d'eau-de-vie, se trouva mieux et s'assoupit de nouveau. Un moment après, il se réveilla encore, eut une défaillance, et sentit le besoin d'aller à la selle. Grande fut son alarme lorsqu'il s'aperçut qu'il avait rempli son pot de chambre d'un sang vermeil. Il défaillit une deuxième fois et retourna au lit. En mon absence, un praticien du voisinage fut appelé et arrêta le sang au moyen de la glace. L'hémorrhagie revint le jour suivant, et je l'arrêtai avec le persulfate de fer. Le sang s'était accumulé en grande quantité dans le rectum, parce que le malade avait un sphincter anal très hypertrophié et violemment contracté, et qu'en même temps le rectum était fort dilaté par suite de l'usage habituel de lavements copieux.

Lorsque j'interrogeai mon malade, il m'apprit qu'il avait toujours perdu beaucoup de sang par la moindre piqûre, et qu'il éprouvait de grandes difficultés pour l'arrêter. Comme aspect extérieur : extrêmement blond, couvert de taches de rousseur, peau très fine.

Après l'ablation du polype, l'ulcération résista encore à tous les traitements, et j'acquis la certitude qu'il était nécessaire de faire ce que j'avais conseillé dès le début (mais le conseil n'avait pas été accepté), c'est-à-dire diviser le sphincter ; alors se posa la question de l'hémorrhagie, et j'avoue que j'étais quelque peu incertain du résultat, quand la ligature élastique se présenta à mon esprit comme moyen de résoudre la difficulté. Aidé par un de mes collègues, je passai sous les deux sphincters une double ligature élastique en caoutchouc, serrant fortement un des liens, laissant l'autre lâche. Je passai une double ligature, et laissai lâche l'un des liens, afin que la petite plaie produite par le passage de mon instrument fût absolument oblitérée par le caoutchouc. L'opération réussit ; il n'y eut pas de sang perdu : la ligature avait sectionné les tissus en deux jours, et au bout de trente il était guéri, retournant en Amérique en parfaite santé. Il garda le lit le jour de l'opération, n'accusa pas de douleurs, ne réclama pas de calmants. »

Après de pareils faits, il n'est pas téméraire de dire que si la ligature élastique ne met pas sûrement à l'abri de l'hémorrhagie, elle y expose du moins bien peu, et qu'aucun autre procédé ne saurait, à cet égard, lui être comparé.

A côté de l'absence d'hémorrhagie, notons aussi l'absence ou, tout au moins, le peu d'abondance de la suppuration :

« Dans les opérations avec la ligature élastique, dit Allingham, il y a toujours très peu de suppuration ; peu de choses m'ont surpris plus que ce fait. Jusqu'à ce que la ligature tombe, c'est à peine si l'on voit plus d'une goutte de pus. La plaie bourgeonne, se resserre, et se comble à mesure que la ligature fait son sillon ; par exemple, j'avais soigneusement mesuré un trajet fistuleux et trouvé 3 pouces 3/8 de longueur sur une profondeur de 3/4 de pouce à 1 pouce ; quand la ligature tomba, le huitième jour, la plaie qu'elle laissa mesurait 1 pouce 1/8 de long et 1/2 pouce de profondeur. »

Cette même opinion se trouve exprimée dans un travail de M. Albert Bergeron (France médicale, 1875) : « La suppuration qui accompagne constamment le travail de cicatrisation de la plaie faite par le bistouri est ici à peine accusée, presque nulle, et pourra peut-être permettre à l'avenir de débarrasser d'une infirmité gênante à tant de titres les malades atteints de phthisie ou de cachexie que l'on hésite à opérer, dans la crainte qu'une suppuration trop abondante ne vienne encore les épuiser, et donner comme un coup de fouet à l'état général grave dans lequel ils se trouvent. »

Plusieurs observations de M. Allingham, et les faits de MM. Chalot et Félizet (observ. I et XV) que nous rappelons encore, où la ligature élastique a donné les meilleurs résultats chez des phthisiques ou des malades débilités, prouvent, en effet, la supériorité de ce procédé dans tous les cas où l'affaiblissement et le mauvais état des malades doivent faire craindre une suppuration abondante et prolongée.

M. Chalot émet donc une proposition parfaitement juste, quand, appréciant les résultats de son opération sur le typhique dont il a publié l'observation, il dit : « La ligature élastique peut donc rendre des services considérables dans le traitement des abcès de l'anus, spécialement lorsque ces abcès compliquent le cours d'une fièvre grave, comme la variole, la dothiénentérie, ou qu'ils se trouvent liés à un état de délabrement constitutionnel comme la cachexie sénile et la cachexie de misère. Les circonstances sont fâcheuses, les conditions vitales du sujet sont mauvaises, et ce n'est pas trop que d'employer un agent aussi précieux pour parer aux dangers des autres méthodes. »

Ces avantages de la ligature élastique, au point de vue de l'hémorrhagie et de la suppuration, en font souvent un adjuvant très utile du bistouri : « Par exemple, dit Allingham, il n'est pas très rare, après avoir incisé un trajet relativement superficiel, de trouver que du fond de ce trajet en naît un autre, s'étendant au loin, passant même sous le sphincter interne, remontant à une plus ou moins grande distance le long de l'intestin. Pour amener la guérison, il est absolument nécessaire d'inciser largement le trajet profond, ce qui peut donner lieu à une hémorrhagie grave occasionnant autant d'inquiétude au chirurgien qu'au malade. Ici apparaît l'utilité de la ligature élastique. Incisez avec le bistouri le trajet superficiel, et ensuite passez une ligature dans le trajet profond et tout sera satisfaisant. »

« Dans un cas de fistule très étendue, chez un gentleman prédisposé à la phthisie, après avoir incisé plusieurs trajets étendus, mais superficiels, je trouvai deux clapiers profonds sous le sphincter interne, aux deux côtés de l'intestin. Ils remontaient à une hauteur de 3 pouces. Persuadé qu'en incisant ces derniers trajets, j'exposerais mon malade à une perte considérable de sang, et prenant en considération la faiblesse et la délicatesse de sa constitution, je résolus d'employer la ligature élastique. Le résultat a été tel qu'on pouvait désirer et bien supérieur à celui qu'on pouvait en attendre : les ligatures tombèrent au bout de neuf jours environ, la douleur ne fut pas grande ; il ne se forma pas d'abcès secondaires ; il n'y eut pas de décollement, et quand je vis le malade quelque temps après, sa santé était améliorée ; il était robuste et les fistules étaient toutes entièrement guéries. Fait très heureux : « bien que « des divisions aussi larges et étendues aient été pratiquées « sur les deux sphincters des deux côtés du rectum, le « malade est bien maître de ses selles et retient même « les gaz. »

Après l'absence d'hémorrhagies et de suppuration, nous devons signaler l'absence de fièvre traumatique. Le plus souvent, en effet, le pouls reste normal et la température ne s'élève pas. C'est à peine si, dans quelques cas, on observe, le premier jour, un léger mouvement fébrile. C'est encore là un avantage précieux à ajouter à ceux que nous avons déjà signalés et à ceux qu'il nous reste à énumérer.

Les procédés ordinaires de traitement des fistules anales (incision, écrasement linéaire, etc.) exposent, on le sait, à

de nombreux accidents, à de graves complications : phlegmons et abcès, érysipèles, phlébite, infection purulente,
péritonite, tétanos même. La ligature élastique, au contraire, dans tous les faits que nous connaissons, n'a *jamais*
occasionné d'accidents graves. Nous omettons à dessein
les accidents nerveux signalés par quelques auteurs (Verneuil, Duplay, Azam, Letenneur), à la suite de douleurs
excessives, parce qu'on pourra éviter de pareilles souffrances et les accidents qu'elles entraînent, soit en prenant
les précautions que nous avons indiquées plus haut, soit
en calmant la douleur à l'aide des agents puissants dont
nous sommes armés contre elle.

En dehors des accidents que nous venons de rappeler et
qu'on pourra, nous le répétons, toujours prévenir, nous ne
connaissons aucun fait où se soit produit un contre-temps
sérieux. Nous devons cependant, pour tout dire, signaler
une observation d'Allingham où un abcès se forma du
côté opposé à la fistule, ce qui, d'ailleurs, n'empêcha pas
le malade de guérir parfaitement.

Ainsi, un abcès secondaire, tel est le seul accident qui,
à notre connaissance, soit venu compliquer de nombreuses
opérations de fistules anales, faites par la ligature élasti-
tique.

Et ce qui prouve bien que c'est à ce procédé qu'il faut
attribuer de si remarquables résultats, c'est que dans les
mêmes salles où M. Allingham les obtenait sur des sujets
traités par la ligature élastique, les patients soumis à des
opérations par l'instrument tranchant étaient loin de se
comporter aussi bien. Voici, du reste, ce que dit M. Allingham : « ..... Les plaies résultant de l'opération ont guéri
avec une remarquable uniformité. Un grand nombre des
opérations que j'ai pratiquées à Saint-Mark l'ont été alors
que l'hôpital n'était nullement dans de bonnes conditions

hygiéniques; mais toutes les plaies résultant de la ligature ont guéri en général beaucoup mieux que celles pratiquées avec le bistouri chez les malades occupant les lits voisins. J'ai souvent montré aux personnes qui suivaient ma visite que les sujets opérés par la ligature allaient fort bien, tandis que c'est le contraire pour ceux opérés par l'incision, bien que le traitement consécutif fût exactement le même et consistât dans les deux cas, en application d'huile phéniquée....

« Je dois ici mentionner que j'ai employé la ligature aussi souvent dans les cas défavorables que dans les favorables (trois de nos vingt-huit malades soignés à l'hôpital étaient évidemment phthisiques) et, lorsque l'occasion s'en est offerte, j'ai choisi deux malades dont les cas étaient aussi analogues que possible, tous deux étant presque du même âge, bien portants et, autant qu'on pouvait en juger, présentant des conditions identiques. Le résultat de l'expérience a toujours été favorable à la ligature. »

Avec ce procédé, il semble aussi qu'on n'ait pas à redouter une des suites tardives de l'opération faite par d'autres moyens: nous voulons parler de l'incontinence des matières fécales et des gaz stercoraux qui est une conséquence de la section des sphincters dans toute leur épaisseur. Outre, en effet, que nous ne connaissons pas de cas où cette incontinence se soit produite à la suite de l'opération par la ligature élastique, nous en connaissons beaucoup où les fonctions du rectum et de l'anus se sont rétablies d'une façon si parfaite, après le traitement par ce procédé de fistules cependant fort étendues, que nous sommes porté à considérer la ligature élastique comme n'exposant nullement à l'incontinence des matières fécales. Qu'il nous suffise de citer, entre autres faits de ce genre, une observation d'Allingham que nous avons rapportée plus haut, notre observation IX, et enfin l'observation de M. Félizet qui, déjà si intéressante à d'autres points de vue, ne l'est pas moins sous ce rapport.

La ligature élastique donnerait, d'après Allingham, une *guérison plus rapide* que l'incision. Pour démontrer ce fait, le chirurgien anglais *a choisi* parmi les cas favorables, 20 observations de fistules traitées par l'incision, et il les a comparées à 20 autres observations de fistules traitées par la ligature élastique. La durée moyenne a été de 35 jours dans les premières et de 20 jours 1/4 dans les secondes.

Tout en admettant volontiers que la guérison est plus prompte par la ligature que par l'incision, nous devons dire que notre expérience personnelle ne nous a pas donné des résultats aussi favorables.

Nos malades ont presque tous quitté l'hôpital sans que la cicatrisation fût complète, quoiqu'il se fût écoulé depuis l'opération un temps plus long que le délai indiqué par M. Allingham pour la guérison de ses malades.

Ajoutons, toutefois, que les observations diverses que nous avons consultées sont assez en rapport avec les résultats obtenus par ce chirurgien.

Quant au moment auquel se fait la chûte du fil élastique, il est très variable. Ainsi, d'après le professeur Dittel, de Vienne, ce serait 2, 3 et 4 jours après l'opération ; d'après Allingham, 6 jours 1/2 en moyenne ; d'après Edouard Thomas (thèse citée), du 6e au 10e jour ; anfin, d'après M. Daniel Mollière, du 4e au 15e jour.

Il y a sur ce point, de telles variations, suivant le degré de constriction, l'étendue de la fistule, l'épaisseur des tissus à diviser, qu'il est bien difficile de rien préciser. Nous croyons cependant que la division des tissus est rarement achevée avant le 4e jour.

Une chose plus importante, que nous devons signaler

maintenant, est que les récidives semblent rares et que la guérison paraît se maintenir après l'opération par la ligature élastique. Ce fait est, en effet, signalé dans les observations de plusieurs malades revus longtemps après l'opération.

La guérison définitive a même été obtenue dans bon nombre de cas où l'opération par le bistouri avait été suivie de récidive.

En présence de tous les avantages que nous venons d'énumérer, nour croyons qu'on peut dire, avec M. Daniel Mollière, sans mériter d'être taxé d'exagération, qu'il y a lieu, peut-être, de substituer, dans la plupart des cas, la ligature élastique aux autres méthodes de traitement.

Le manuel opératoire est, du reste, extrêmement simple : le fil élastique étant passé dans le chas d'un stylet aiguillé, et l'index de la main gauche introduit dans le rectum, on fait pénétrer le stylet dans le trajet fistuleux jusqu'à ce que l'extrémité de l'instrument vienne faire saillie dans le rectum. A ce moment, l'index de la main gauche attire cette extrémité au dehors. On dégage alors le stylet, en tirant sur cette même extrémité, et l'instrument entraîne avec lui fil élastique dont un chef sort par l'anus, et l'autre par l'orifice externe. On exerce une traction convenable sur l'anse ainsi formée, on réunit les deux chefs du lien élastique, et on les fixe à l'aide d'un fil ciré.

Si l'orifice interne était très élevé, il pourrait être difficile de faire ressortir par l'anus une tige rigide comme un stylet. On pourrait, dans ce cas se servir d'une bougie en gomme pour conduire le lien élastique. L'opération se ferait, du reste, de la même façon.

M. Allingham a fait construire, pour ces cas, un instrument qui présente quelque analogie avec le grand trocart à drainage de Chassaignac. Il se compose d'une tige courbe, munie d'un manche et présentant, près de son extrémité libre, une encoche cachée par une canule. L'anse élastique étant passée dans cette encoche, l'instrument est introduit dans la fistule, et lorsque son extrémité terminale pénètre dans le rectum, l'index de la main gauche, introduit dans celui-ci, accroche l'anse de caoutchouc et l'attire au dehors.

L'instrument de M. Allingham est sans doute fort ingénieux, mais nous croyons qu'il n'est pas nécessaire et qu'il complique inutilement l'arsenal déjà si compliqué du chirurgien.

Nous lui préférons beaucoup un instrument plus simple, inventé par M. Terrillon, et construit par la maison Charrière. Il consiste tout simplement en un fort stylet, se terminant, à une de ses extrémités, par une pince destinée à saisir le lien élastique. Ce petit instrument, qui trouvera facilement sa place dans la trousse du praticien, peut servir aussi à passer les tubes à drainage dans tous les trajets fistuleux.

OBSERVATION I.

(Par M. Chalot. Montpellier médical, 1875).

Fistule à l'anus, survenue pendant la convalescence d'une dothiénentérie et traitée par la ligature élastique.

Del (Charles), 23 ans, soldat au 122° de ligne, est entré le 20 juin 1875 à l'Hôtel-Dieu Saint-Eloi, salle Saint-Lazare, 6, service de M. le professeur Combal.

Il est atteint d'une fièvre typhoïde qui marche régulièrement, sans présenter d'incident remarquable.

Le 29. L'amélioration commençait à se produire, le malade avait repris possession de son intelligence, l'appétit revenait, et la convalescence commençait. Mais en regardant l'état du sacrum, sous l'influence du décubitus prolongé, on remarque sur l'alèze une certaine quantité de liquide noirâtre très fétide, qui paraît formé de pus, de sang et de fluide stercoral. On reconnaît, en outre, l'origine de ce liquide; il est fourni par une fistule ouverte obliquement en bec de flûte à 16 ou 18 millimètres de l'orifice anal, sur le côté gauche, au niveau de la ligne bi-ischiatique. L'examen n'est pas prolongé plus loin, de peur de fatiguer le malade, et l'on se contente de recommander les lotions avec le chlorure de chaux.

Le 30. L'état général s'est considérablement amélioré; l'appétit se manifeste; seulement on observe que le malade a ses cuisses souillées par une certaine quantité de sang, et l'on pense d'abord à une hémorrhagie intestinale. Mais l'exploration directe fait reconnaître que le sang provient de la fistule. Lotions avec le perchlorure de fer. Pruneaux, bouillon, infusion de camomille.

2 juillet. Nouvelle hémorrhagie par la fistule anale. Nouvelles lotions avec le perchlorure de fer. Etat général d'ailleurs satisfaisant.

Le 3. Chute de la fièvre; temp., 37,01. Prévoyant la durée indéfinie de la suppuration et la possibilité d'hémorrhagies nouvelles par la fistule anale, je me décide à opérer cette fistule.

Introduction de l'index gauche dans le rectum, et exploration du trajet au moyen d'un stylet mousse. Profondeur peu considérable de l'abcès du côté de l'incision, mais du côté du rectum existe un prolongement assez haut. Le doigt ne fait reconnaître à l'intérieur du rectum aucune dépression radiée en cul-de-poule. Injection d'un liquide coloré avec de l'encre par le rectum, puis par le trajet fistuleux; pas de communication. L'odeur fécaloïde du produit suppuré est un simple phénomène de transsudation à travers la paroi rectale amincie et décollée. Conversion de la fistule borgne externe en fistule complète; pour cela, j'arme un stylet aiguillé d'un tube en caoutchouc ayant 2 millimètres 1/2 de diamètre, je l'enduis de cérat de Galien, je le courbe légèrement en arc, puis l'introduis jusqu'à la rencontre de la pulpe de l'index gauche, lequel est placé dans le rectum. Perforation de la paroi rectale au niveau de la rainure qui sépare les deux sphincters, passage peu douloureux du stylet et du tube élastique, dégagement de ce dernier, formation d'une anse qui étrangle le pont ainsi formé de parties molles, et constriction avec un double nœud; le tout a duré moins d'une demi-minute. Hémorrhagie peu considérable. Douleur vive au moment de la constriction du tube élastique; mais après, le malade ne sent rien dans la région anale, pas plus que si l'on

n'avait fait cette petite opération. Lotions et injections biquoti-
diennes dans le trajet fistuleux avec une solution d'acide phénique
au 1/50°. Deux potages; 1/4 vin vieux; 20 gr. vin de quinquina.

Le 4. L'apyrexie se maintient. Plus d'hémorrhagie par la fistule;
léger suintement séro-purulent.

Le 5. Couleur rouge vif de l'orifice externe de la fistule; une
petite quantité de pus s'écoule à la pression. Etat général meilleur

Le 6. Le tube élastique a commencé son travail ulcératif, le
pont cutané a diminué de 4 millimètres environ. Bourgeonnement
de bon aloi en arrière.

Les 7 et 8. Progrès considérables. Il ne reste plus qu'une petite
bride à sectionner, mais nous ne tirons pas, comme certains praticiens, sur le tube élastique pour provoquer sa chute; cet agent
fera tout le travail.

Le 9. Chute spontanée du tube au moment où le malade faisait
des efforts pour aller à la selle; le nœud est intact. A la place de
la fistule, il ne reste plus qu'une petite rigole de quelques millimètres de profondeur et exubérante de bourgeons charnus magnifi-
ques. Lotions à l'eau phéniquée.

Le 14. Cinq jours après, c'est-à-dire le 14 juillet, le malade ne
conserve plus à l'anus qu'une légère cicatrice linéaire, et il entre
définitivement en convalescence. Mais comme il est de constitution
délicate et très anémique, on le garde pendant un mois encore
dans les salles pour le soumettre à un régime tonique et reconsti-
tuant.

Le 16 août, il part en congé.

OBSERVATION II (personnelle).

Fistule à l'anus. — Ligature élastique.

Depuis quatre ou cinq ans le malade rendait de temps en temps
du sang par l'anus, quand il allait à la garde-robe; ces hémorrhagies avaient lieu par séries; il restait quelquefois plusieurs mois
sans les avoir, puis elles survenaient ensuite pendant plusieurs
mois de suite, se montrant à chaque garde-robe.

Au mois de janvier dernier, il aurait eu une chute du rectum,
pendant une garde-robe. Il a été pris aussitôt de douleurs vives.
Deux médecins appelés le lendemain essaient en vain de faire ren-

trer le rectum. Bains de siège et cataplasmes. Petit à petit, le rectum rentre et le prolapsus a complètement disparu au bout de cinq ou six semaines.

A ce moment surviennent en arrière de l'anus de petits abcès qui s'ouvrent spontanément à l'intérieur, et qui, depuis, sont [restés fistuleux.

Bonne santé ordinaire; homme assez robuste. N'est pas sujet à tousser et n'a jamais craché de sang.

Actuellement (17 juillet), il semble en bon état et ne tousse pas. Rien d'anormal du côté de la poitrine. Prostate dure et volumineuse, à peu près également développée.

État local. — Orifice fistuleux immédiatement sur la ligne médiane, environ à 8 millimètres de l'anus. De cet orifice part un trajet fistuleux venant aboutir à une ouverture interne située à 1 centimètre au-dessus de l'anus.

On passe un stylet dans le trajet; le pont soulevé par ce stylet ne mesure guère que 2 centimètres.

Ligature avec un fil élastique carré, mesurant 1 millimètre de diamètre.

Constriction jusqu'aux limites de l'élasticité du fil de caoutchouc. Douleur insignifiante pendant l'opération.

18 juillet. Le malade a ressenti hier des « picotements » pendant deux ou trois heures, après l'opération, et dans le reste de la journée il n'a pas souffert du tout.

On resserre la ligature, en reculant le fil de chanvre (qui fixe les chefs du lien élastique) de 3 millimètres environ.

Le 19. Le malade n'a pas souffert hier. Mais il prétend ressentir ce matin quelques élancements. Aussi on ne resserre pas la ligature.

Le 21. Aujourd'hui, en tirant un peu sur le fil élastique, il achève de couper la petite languette de tissus qui restait encore. La petite plaie a bon aspect.

Le 30. La plaie se cicatrice. La gêne légère que le malade éprouvait ces jours derniers en allant à la selle a presque complètement disparu.

Le 31. Le malade quitte l'hôpital.

Observation III (personnelle).

**Fistule à l'anus. — Ligature élastique. — Constriction énergique.
Peu de douleur.**

Il y a six mois environ, apparition sans cause appréciable sur le côté droit de l'anus d'une tuméfaction douloureuse, qui, au bout d'un mois à peu près, avait acquis le volume d'un œuf de poule. A ce moment elle s'ouvrit spontanément et donna lieu à une certaine quantité de pus et de sang. Il y eut après cette ouverture un soulagement immédiat ; mais les douleurs, quoique beaucoup moindres, ne disparurent cependant pas complètement. L'ouverture resta fistuleuse, donnant continuellement un peu de pus.

Il y a quatre mois, le malade alla dans son pays à Varzy (Nièvre) où il se fit opérer par un médecin, qui, d'après les renseignements du malade, se contenta de faire une incision extérieure, sans intéresser le rectum. Puis il fit panser la plaie avec de la charpie imbibée de teinture d'iode.

Six semaines environ après l'opération, la plaie était presque complètement fermée et il ne restait plus qu'un très petit orifice donnant à peine quelques gouttes de pus.

Il reprit alors son travail ; mais, quelques jours après, il se formait au même endroit une nouvelle grosseur, qui s'ouvrit spontanément comme la première, et donna encore issue à une assez grande quantité de pus.

Le malade reprit encore son travail ; mais peu de jours après l'abcès se reforma de nouveau en s'accompagnant de fièvre et de malaise. Comme précédemment, ouverture spontanée et soulagement immédiat.

C'est alors que le malade vient à Paris et entre à l'hôpital.

Etat actuel (22 janvier). — A droite et un peu en avant de l'anus, à 3 ou 4 centimètres de cet orifice, existe une petite ouverture par laquelle on introduit un stylet. Après quelques tâtonnements, l'instrument s'engage dans un trajet très rapproché de la peau, et le doigt, introduit dans le rectum, sent la pointe du stylet à 1 centimètre environ au-dessus de l'orifice anal.

Malade d'une très bonne santé. Ne tousse pas, n'a jamais fait de maladie.

Le 23. Avec un stylet introduit dans le trajet fistuleux, on perfore la paroi rectale, on passe un tube élastique à drainage qu'on lie avec un fil ciré et qu'on serre à peu près *jusqu'aux limites de l'élasticité de ce tube.*

Cataplasmes. 10 centigr. extrait thébaïque en pilules de 2 centigr. toutes les deux heures.

Le 24. Le malade a peu souffert. Le tube élastique a déjà coupé une partie du trajet. On le resserre en allant encore jusqu'à la limite de l'élasticité du tube. C'est à peine si le malade souffre un peu après cette nouvelle constriction.

Le 27. Le malade n'a pas souffert du tout à la suite de la dernière constriction. Le trajet est presque aujourd'hui complètement coupé, et en exerçant une légère traction sur le tube de caoutchouc, on fait céder la petite portion de tissus non encore sectionnée. La plaie a bon aspect.

Le malade quitte l'hôpital vers le milieu de février. La plaie a beaucoup diminué, mais n'est pas encore cicatrisée complètement.

Observation IV (personnelle).

Fistule à l'anus. — Ligature élastique.

Malade à cheveux blonds et à teint pâle. A eu mal aux yeux jusqu'à l'âge de 10 ans.

Vers l'âge de 16 à 17 ans, fièvres intermittentes qui se produisirent pendant quatre ou cinq ans, en revenant chaque fois vers le mois de mars ou d'avril pour durer quatre ou cinq mois. Ces fièvres furent traitées et guéries par le sulfate de quinine. Le malade est d'un pays où les fièvres intermittentes sont assez fréquentes.

En 1874, érysipèle de la face et du cuir chevelu, à la suite duquel les cheveux tombèrent. En 1875, bronchite qui a duré deux mois. Son père et sa mère sont bien portants. Il a une sœur tuberculeuse.

Garde-frein au chemin de fer, cet homme est presque continuellement assis. Il y a un mois environ, à la suite d'une constipation datant de quatre ou cinq jours, il aurait senti se former une grosseur au côté gauche de l'anus, laquelle se serait ouverte spontanément dans le rectum au bout de quelques jours. Il y a dix jours, nouvelle grosseur à peu près au même endroit et qui, cette fois, est ouverte à l'extérieur par un médecin.

Actuellement (31 avril). Matité, craquements secs et souffle sous la clavicule et dans la fosse sus-épineuse droites. Rien du côté gauche. Le malade ne tousse pas, n'a pas maigri ni perdu ses forces. Il a bon appétit et ne souffre de rien.

Deux orifices fistuleux très rapprochés l'un de l'autre et situés à 2 centim. à gauche de l'orifice anal. Par l'un de ces orifices (le postérieur) on introduit un stylet qui pénètre dans le rectum à travers une ouverture interne située au-dessus du sphincter. On passe par ce trajet un tube à drainage (n° 11, filière Charrière), qu'on fait ressortir par l'anus, puis on serre l'anse formée par ce tube jusqu'aux limites de son élasticité.

On ne donne aucun calmant.

1er mai. Le malade dit avoir souffert hier assez vivement, quoique d'une façon très supportable, pendant quelques heures. La douleur a encore été assez forte pendant la nuit pour qu'il n'ait pu dormir. Mais ce matin, il ne ressent plus guère qu'une sensation de gêne.

Le 2. Toujours même sensation de gêne, mais pas de douleur, si ce n'est au moment des garde-robes; la douleur assez vive qui se produit à ce moment se prolonge pendant quelque temps.

Le 3. Le malade a la diarrhée depuis hier et il lui arrive de ne pouvoir retenir ses matières devenues complètement liquides. Il souffre toujours en allant à la garde-robe, mais seulement à ce moment.

On resserre la ligature.

Le 6. En tirant un peu sur le fil élastique, on fait céder la petite portion du pont qui restait encore à couper. La plaie est rose. L'incontinence des matières fécales n'existe plus.

13 juin. Le malade quitte l'hôpital sans que la petite plaie soit encore cicatrisée. A l'extrémité supérieure de cette plaie, on sent la muqueuse rectale décollée dans une certaine étendue.

OBSERVATION V (personnelle).

Fistule à l'anus. — Ligature élastique.

Maria R..., 36 ans, couturière, entrée le 8 février 1879 à l'hôpital Lariboisière, salle Sainte-Marthe, lit n° 22, service de M. Duplay.

Bonne santé ordinaire. Réglée à 13 ans, toujours régulièrement Quatre enfants venus à terme. Couches bonnes. Une fausse couche sans cause connue. Ne tousse jamais, n'a pas craché de sang et n'a fait aucune maladie.

Il y a deux mois environ, une grosseur a commencé à se former sur le côté gauche de l'anus. Au bout d'un mois environ, après des douleurs très fortes, cette grosseur, qui ne faisait à l'extérieur qu'une saillie du volume d'une noisette, s'ouvrit spontanément à l'intérieur du rectum et donna issue à une assez grande quantité de pus.

Depuis ce moment, la fistule a persisté, s'ouvrant et se refermant alternativement. La malade n'a suivi aucun traitement.

Elle a des *hémorrhoïdes* petites et qui n'ont jamais donné de sang. Dans les temps qui ont précédé la formation de l'abcès, la malade a été obligée de travailler assise pendant six semaines, depuis huit heures du soir jusqu'à minuit, pour coudre, et elle en avait ressenti de la fatigue.

Actuellement (18 février) il existe un trajet fistuleux s'ouvrant d'une part à 5 cent. de l'orifice anal, et d'autre part à 2 cent. au-dessus de cet orifice.

Opération par la ligature élastique avec un tube à drainage.

La malade éprouve une douleur très vive, quoique très supportable, pendant deux ou trois heures. Mais au bout de ce temps la douleur va en diminuant et elle souffre peu dans l'après-midi.

Le 19. La malade a très bien dormi la nuit. Ce matin elle ne souffre plus.

Le 23. La malade n'a pas souffert tous ces jours-ci. Le tube élastique tombe aujourd'hui.

12 mars. La malade n'éprouve pas la moindre douleur. Le trajet fistuleux est presque cicatrisé, *et c'est à peine s'il donne issue à quelques gouttes de pus*. Démangeaisons très fortes la nuit. Pas de douleurs en allant à la selle. Etat général excellent.

La malade quitte aujourd'hui l'hôpital.

OBSERVATION VI (personnelle).

Fistule à l'anus. — Ligature élastique.

Ben (Charles), 52 ans, commissionnaire, entre le 21 avril 1879, salle Saint-Honoré, n° 24, hôpital Lariboisière, service de M. Duplay.

16 mai. Depuis un an, le malade portait, dit-il, au côté droit de l'anus une grosseur du volume d'une toute petite noisette, laquelle n'était nullement douloureuse, mais était le siège de démangeaisons. Dans le courant du mois de mars dernier, cette grosseur augmenta de volume, sans cause appréciable, et devint très douloureuse ; puis, au bout de quinze jours environ, elle s'ouvrit spontanément après avoir atteint le volume d'un petit œuf de poule, en donnant issue à une assez grande quantité de pus. L'ouverture se fit à l'intérieur. Depuis ce moment cette ouverture est restée fistuleuse. Il ne s'est pas produit d'autre abcès.

Etat actuel. Il existe actuellement un orifice fistuleux situé à 2 cent. et demi à droite et un peu en arrière de l'ouverture anale. Un stylet introduit dans cet orifice arrive par un trajet très légèrement oblique et très rapproché de la peau à un orifice interne, situé sur la paroi rectale environ à un demi centimètre au-dessus de l'ouverture anale.

Le malade est tuberculeux. Caverne au sommet droit.

16 mai. On passe dans le trajet fistuleux un tube à drainage correspondant au n° 11 de la filière Charrière. Le pont de tissus à sectionner a une longueur de 3 centimètres. On lie les deux extrémités de l'anse élastique avec un fil ciré, en n'exerçant sur cette anse qu'une traction *extrêmement légère*. Le malade n'éprouve qu'une douleur insignifiante pendant l'opération.

Le 17. Le malade n'a ressenti hier qu'une cuisson peu douloureuse. Il a dormi une partie de la journée ; il n'avait cependant pris aucun calmant. Aujourd'hui, c'est à peine s'il ressent un peu de gêne dans la région. Il souffre un peu, au contraire, quand il y touche ou quand il va à la garde-robe.

Le 19. Le trajet fistuleux paraît presque complètement coupé. En effet, en tirant un peu sur le tube élastique, celui-ci tombe en entraînant la mince languette de tissu qui le retenait encore. Le malade ne souffre pas du tout et voudrait sortir parce qu'il se croit guéri.

Le 22. Le malade se prétend guéri et quitte l'hôpital, sans que, bien entendu, sa plaie soit cicatrisée ; mais cette plaie bourgeonne et a bon aspect.

OBSERVATION VII (personnelle).

Fistule à l'anus. — Ligature élastique.

St... (François-Joseph), 40 ans, entré le 18 septembre 1879, à Lariboisière, salle Saint-Honoré, lit n° 5, service de M. Duplay.

Homme bien portant et robuste. Ne tousse pas. Rien d'anormal du côté de la poitrine.

Il y a six semaines, ouverture d'un abcès dans l'intérieur du rectum. L'orifice fistuleux ainsi formé persiste depuis ce moment, tantôt se fermant pendant quelques jours, tantôt s'ouvrant, pour livrer passage à une certaine quantité de pus. Incommodé, le malade entre à l'hôpital, il y a trois semaines. A ce moment on lui fait avec le bistouri une ouverture à 3 ou 4 centimètres de l'anus, qui convertit en fistule complète la fistule borgne interne qui existait déjà.

1er octobre. Après avoir exploré le trajet fistuleux avec un stylet et constaté que l'orifice interne était situé un peu au-dessus des sphincters, on passe dans ce trajet un petit tube à drainage correspondant à peu près au n° 11 de la filière Charrière. La longueur du pont à diviser est de 5 à 6 cent. Constriction forte, mais non excessive. Douleur assez vive au moment de la constriction et qui continue pendant toute la journée. Le soir, potion morphinée qui la fait disparaître.

Le lendemain, 2 octobre, le malade ne souffre presque plus et le 3 la douleur a complètement disparu.

Le 4. On resserre la ligature ; douleur assez vive pendant deux ou trois heures, mais qui se calme au bout de ce temps.

Le 6. Le malade n'ayant pas été à la selle depuis l'opération on lui donne une purgation. Il éprouve des douleurs assez vives en allant à la selle.

Le 7. On resserre de nouveau la ligature très énergiquement. La douleur est vive et persiste jusqu'au soir, puis elle commence à diminuer.

Le 10. Le trajet est aux trois quarts coupé. La plaie est rouge granuleuse, les bords un peu indurés. Il y a un peu de suppuration.

On resserre de nouveau la ligature assez fortement. Douleur très-vive qui se prolonge avec toute son intensité pendant deux ou trois heures pour se calmer ensuite.

Le 11. Le malade a bien dormi et ne souffre plus. Il y a de la suppuration.

Le 12. Purgation avec de l'eau de Sedlitz. Sensation très vive de brûlure au niveau de la plaie en allant à la selle.

Le 14. Le fil tombe en entraînant dans son anse une petite languette de tissu mortifié. Il reste une plaie de bon aspect granuleuse bourgeonnante et assez étendue.

Le 17. Le malade va bien. La plaie se comble lentement, mais régulièrement ; les bords en sont indurés ; elle mesure encore 4 centim. de hauteur. Le malade retient parfaitement les matières et les gaz ; et il en a, du reste, été ainsi depuis le commencement. Il a fort bonne mine, et sa santé générale est plutôt meilleure qu'à son entrée à l'hôpital.

Observation VIII (personnelle).

Fistule à l'anus. — Ligature élastique. — Constriction extrêmement légère.

Leg... (Marie), 22 ans, domestique, entrée le 23 mai 1879, salle Sainte-Marthe, n° 12, hôpital Lariboisière (service de M. Duplay).

Fausse couche de cinq mois le 25 mars 1879. Pas d'accidents à la suite de cette fausse couche ; mais quinze jours après, sans que la malade se fût encore levée depuis son accouchement, elle s'aperçut qu'elle avait une petite grosseur douloureuse à côté de l'anus, laquelle pouvait avoir le volume d'une noisette. Cette grosseur s'ouvrit le jour même. Depuis ce moment, l'ouverture est restée fistuleuse.

Cataplasmes pour tout traitement.

A part un peu de gourme dans l'enfance et la rougeole, cette femme n'a jamais été malade. Elle ne tousse pas. Aucun symptôme thoracique. Santé excellente.

Etat actuel. — 27 mai. Il existe à la partie postérieure de l'anus à environ un centimètre de celui-ci et tout près de la ligne médiane un tout petit orifice fistuleux, à peine visible, qui conduit dans un trajet dont l'orifice interne est situé à un demi centimètre au-dessus de l'orifice anal. L'examen de la poitrine ne révèle rien d'anormal.

On introduit un stylet par l'orifice externe de la fistule et on le fait ressortir par l'orifice interne pour attirer ensuite son extrémité en dehors de l'orifice anal. Le pont de tissus que soutient ainsi le stylet est de **1** centimètre et demi de longueur.

On passe à l'aide du stylet un fil élastique plein et carré, de 1 millimètre de diamètre environ, et on lie les deux extrémités en n'exerçant sur ce fil que la traction la plus légère possible.

Le 28. La malade n'a pas souffert du tout ; tout au plus a-t-elle ressenti un léger sentiment de gêne depuis l'exploration.

C'est à peine si la section de tissus a commencé à se faire. On resserre un peu l'anse élastique en reculant d'environ 3 millimètres le fil de chanvre qui lie les deux extrémités de cette anse.

Le 29. La malade n'a aucunement souffert depuis hier. Cependant le trajet est à moitié coupé. On resserre un peu l'anse élastique en reculant le fil de chanvre de la même quantité que précédemment.

Le 30. La malade dit avoir eu quelques petits élancements insignifiants dans la journée d'hier et dans la nuit. On resserre la ligature de la même quantité que les jours précédents.

3 juin. La malade n'a pas souffert du tout pendant ces jours-ci. Le trajet n'est pas encore entièrement coupé. On resserre la ligature de la même quantité que les autres fois.

Le 5. La ligature tombe à 4 heures du soir sans que la malade ait souffert un seul instant depuis le jour où on a resserré pour la dernière fois la ligature.

Le 13. La malade quitte l'hôpital sans que la plaie soit cicatrisée.

OBSERVATION IX.

Fistule à l'anus. — Ligature élastique.

(Par Stuart Eldridge. American journal of medic. sciences, juil. 1874.)

G... (J.), homme de 40 ans. Fistule à l'anus s'étendant d'un point situé à un pouce au-dessus du sphincter, jusqu'à deux pouces à gauche de l'anus ; une seconde fistule de moindre étendue existait du côté droit.

10 novembre. Un fil de caoutchouc fut passé à travers les deux fistules au moyen d'un stylet aiguillé, puis fortement serré et noué. Le même jour, le malade qui était marin, partit pour Yokohama ; mais à son retour, le 14 janvier, il m'apprit que la ligature de la fistule la moins étendue était tombée le 14 novembre après avoir entièrement sectionné les tissus compris dans son anse, et celle de la fistule la plus grande trois jours après, également après section complète des tissus à diviser. Quand je le vis le 14 janvier, la guérison était complète et la fonction dn sphincter était normale, quoique, d'après le récit même du malade, il eût été constamment de service et eût peu suivi les précautions que je l'avais engagé à prendre du côté de l'intestin et des plaies.

OBSERVATION X.

Fistule à l'anus. — Ligature élastique.

(Par S. Messenger Brodley. British medical journal, 1877, p. 577).

J'ai eu dernièrement un cas qui montre bien les avantages qu'on peut tirer de la ligature élastique. Un malade souffrait d'une fistule à l'anus, compliquée d'un rétrécissement du rectum, situé à environ quatre pouces de l'anus. Il avait subi la section de la fistule par le procédé ordinaire avec le couteau, lorsqu'on découvrit que d'un côté le large abcès qui s'était formé en dehors de l'intestin, communiquait par un trajet long et sinueux avec le rectum au-dessus du rétrécissement. Il aurait été hasardeux d'ouvrir le trajet par le couteau, puisqu'il pénétrait dans le rectum à l'endroit où la branche droite de l'artère hémorrhoïdale supérieure commence à se porter de gauche à droite. Une ligature fut, en conséquence, introduite par l'orifice ischiatique puis conduite le long du trajet fistuleux et attirée au dehors par l'anus.

En deux jours cette ligature avait coupé le trajet suffisamment pour permettre d'employer l'écraseur qui compléta l'opération promptement et sans perte de sang.

OBSERVATION XI.

Fistule à l'anus. — Opération par la ligature élastique.

(Par H. Schell. Philadelphia medic. Times, 28 février 1874, et Revue des sciences médicales, t. IV, p. 323).

Le malade était un homme de 36 ans, porteur depuis quelques années d'une petite fistule s'ouvrant à l'extérieur, à 1/2 pouce environ du bord anal, d'une longueur de 1 pouce, dépassant un peu l'épaisseur du sphincter interne. La ligature fut passée dans la fistule, au moyen d'un stylet aiguillé, traversant le rectum, et serrée assez fortement. On prescrivit un suppositoire thébaïque, en cas de douleur produite par la constriction de parties, mais le malade ne souffrit aucunement et put assister l'infirmier dans les soins donnés aux autres malades, pendant tout le temps de son séjour dans la salle. La ligature tomba le quatrième jour, laissant une plaie granuleuse, qui ne réclama que des soins de propreté, et guérit comme d'ordinaire.

L'auteur reconnaît à l'emploi de cette méthode, les avantages suivants : 1o absence de douleur ; 2o pas de crainte d'hémorrhagie ; 3o le séjour au lit n'est pas nécessaire ; 4o les fonctions de l'intestin ne sont pas entravées, et suivent leur marche habituelle.

OBSERVATION XII.

(Communiquée par M. Terrillon).

Jeune homme de 21 ans, bien portant. Depuis deux ans et demi environ, une fistule borgne externe, dont l'orifice est en avant du périnée, derrière la racine des bourses. Elle a succédé à un abcès survenu sans cause bien appréciable. On ne trouve pas de décollement et l'extrémité de la fistule arrive dans le voisinage du sphincter sans le dépasser.

Plusieurs moyens ont été déjà employés : cautérisation, compression, etc., mais sans donner aucun résultat.

Le malade est endormi par le chloroforme. Au moyen d'un stylet muni d'une pince, de mon invention, je perfore le fond de la fistule en pénétrant dans la portion anale du rectum, à 2 centimètres de l'ouverture inférieure.

Un gros fil de caoutchouc plein est entraîné par le stylet et sert à étrangler toute la partie comprise dans l'anse ainsi formée. Repos au lit. Opium.

Peu de réaction les jours suivants. Douleur faible. Le fil tombe le neuvième jour. Plaie nette, bourgeonnante, sans cul-de-sac.

Le vingt-cinquième jour, le malade était complètement guéri.

OBSERVATION XIII.

(Communiquée par M. le Dr Terrillon).

Fistule à l'anus. — Ligature élastique.

Homme de 52 ans. Fistule postérieure du rectum, ancienne, complète, assez élevée, extra-sphinctérienne, avec un peu de décollement profondément. Suintement abondant. Homme bien portant.

Opération par le même procédé que dans le cas précédent ; fil tombé le huitième jour. Il reste alors une plaie allongée d'environ 5 centimètres. Restait à la partie profonde de la plaie un petit cul-de-sac, pour lequel je donne un petit coup de ciseaux.

Actuellement, tous les dix ou douze jours, cautérisation au nitrate d'argent. Est en voie de cicatrisation assez rapide.

OBSERVATION XIV.

(Communiquée par M. le docteur Terrillon).

Fistule à l'anus. — Ligature élastique.

Fistule à l'anus cutanéo-muqueuse, double, datant de cinq mois.

1er septembre 1878. Application d'un premier fil (petit tube de caoutchouc). Tombe au bout de cinq jours. Un second placé quelques jours après tombe au bout de trois jours et il reste une plaie en Y qui commence à se cicatriser.

Le 30. La cicatrisation se fait lentement, mais régulièrement.

OBSERVATION XV.

Emploi de la ligature élastique pour une fistule de l'espace pelvi-rectal supérieur.

Par M. le docteur Felizet, ancien interne des hôpitaux.
(Bulletin de thérapeutique, 30 décembre 1874).

M. C... 47 ans, rentier, est un homme vigoureux et bien portant, qui ne présente aucun antécédent diathésique (syphilis, scrofule, rhumatisme ou goutte). Son père est mort dans un âge avancé ; sa mère a plus de 80 ans et n'a pas d'infirmités ; son frère est des plus robustes. M. C... est célibataire. Il n'a jamais habité les pays chauds et n'a jamais eu la dysentérie.

14 février 1873. Le malade ressentit une vive douleur entre l'anus et l'ischion droit. Aucune contusion, aucune indigestion ne pouvaient expliquer cette douleur. La marge de l'anus devint grosse, rouge et tendue et le malade dut garder le lit.

Le 21. Le médecin de Meaux ouvrit un abcès. Le pus était, paraît-il, extrêmement fétide.

Quatre jours après, 25 février, le médecin fit l'opération de la fistule à l'anus. Il s'agissait vraisemblablement d'une fistule superficielle, puisque l'opération se fit avec le seul secours de la vieille mère du patient, sans chloroforme et sans perte de sang.

En avril 1873, la guérison semblait complète ; la plaie était

Simon.   5

sèche ; la défécation se faisait régulièrement sans la moindre souffrance. Le malade ressentait alors dans le creux poplité, à la partie supérieure et externe du mollet, et derrière la malléole péronière, des douleurs atroces, exacerbantes, qu'on put à peine calmer en appliquant des vésicatoires. Sur ces entrefaites, l'anus, qui semblait définitivement guéri, présentait de temps en temps de petits « globes » qui, en quelques jours, se gonflaient et se perçaient en laissant écouler une quantité de sang rouge hors de proportion avec leur capacité apparente et se guérissaient définitivement. Il s'agissait, à ce qu'il semble, d'hémorrhoïdes externes turgescentes.

En septembre 1873, le malade crut que la fistule reparaissait ; l'anus était douloureux à droite et sa chemise était tachée par un liquide sanguin purulent.

En décembre 1873, M. C... consulta pour la première fois le professeur Dolbeau. M. Dolbeau reconnut à droite de l'anus un petit pertuis, dans lequel le stylet ne s'engageait pas de 1 centimètre. Le doigt introduit dans le rectum et dans l'anus ne constatait rien d'anormal et ne déterminait aucune douleur. Il ne s'agissait alors, selon toute apparence, que d'une fistule hémorrhoïdale.

M. Dolbeau conseilla le repos, les applications d'ouate avec la poudre d'amidon. La fistulette hémorrhoïdale disparut, mais en janvier 1874 le malade ressentit de violentes douleurs dans la fesse droite, avec irradiation au jarret et vers les points sciatiques que nous avons signalés. La marche était promptement fatigante, l'action de s'asseoir presque impossible, la défécation était plutôt pénible que gênée ; le malade s'affaiblissait.

Au milieu d'avril 1874 M. C... vient consulter le professeur Dolbeau, qui trouve une induration et un gonflement évident de la fesse droite. La peau est chaude, rouge et douloureuse à la pression.

Le malade annonce que la tuméfaction était quelques jours auparavant plus considérable et qu'elle a diminué brusquement « comme si quelque chose s'était vidé au dedans. »

M. Dolbeau engage le malade à revenir quand la grosseur sera pleine.

29 avril. M. C... revient et annonce que la veille quelque chose s'est encore vidé, probablement dans le rectum.

Une intervention chirurgicale est décidée.

20 mai. M. Dolbeau, assisté de ses élèves, MM. Parinaud et Félizet, le malade étant au préalable soumis à l'action du chloroforme, pratiqua une incision antéro-postérieure de 10 centimètres entre l'anus et l'ischion. Cette incision, faite méthodiquement, couche par couche, arrive à une profondeur de 6 à 8 centimètres, sur une collection purulente extrêmement fétide.

Le pus est homogène, verdâtre, mais contient plusieurs grumeaux de matière fécale.

Le doigt, explorant la cavité, ne trouve aucun point dénudé, ni sur la face interne de l'ischion, ni sur la face antérieure du sacrum. Le sommet de la poche s'effile et contourne le rectum, sur la partie postérieure duquel la cavité semble se terminer.

Le doigt, introduit dans le rectum, reconnait que la cavité est immédiatement juxtaposée au rectum, mais ne découvre aucun orifice interne dans lequel il puisse s'engager.

L'administration du chloroforme a présenté ceci de particulier, que le malade, endormi avec une grande facilité (il n'est nullement alcoolique), a eu à plusieurs reprises des tendances à la syncope et à l'asphyxie, avec renversement de la langue.

Une seule ligature d'artériole a été nécessaire.

Le malade se réveilla facilement, mais dans le cours de la journée il éprouva des défaillances qui témoignent du mal que lui a fait le chloroforme.

Lavages, pansements répétés avec la charpie sèche.

Le 25. La plaie est belle, rose et commence à bourgeonner.

On a trouvé sur les pièces de pansement, depuis l'opération, du liquide intestinal d'une odeur spéciale. Pas de douleur. Appétit. Un bain.

Le 26. M. Dolbeau explore la cavité avec une sonde flexible d'étain et avec des bougies; il reconnait que la cavité contourne presque complètement le rectum, mais il ne peut engager le bec de ces explorateurs dans l'orifice intestinal.

Le 28. La plaie a belle apparence. L'état général est excellent. Un bain.

Le 30. M. Dolbeau introduit un trocart courbe *au plus haut de la poche*, soit à 15 centimètres de l'orifice de la plaie et à 10 centimètres de l'orifice anal, et ponctionne le rectum en arrière et sur la ligne médiane. Le dard est retiré et la canule est ramenée en dehors de l'anus.

Il engage dans la canule un fort fil de soie qui est noué au dehors sans étreindre les parties molles.

Le 31. Un peu de fatigue. Pouls 90. Inappétence.

1er juin. Pouls à 100. Soif. Inappétence. La plaie est enflammée légèrement à la suite de l'opération d'avant-hier. Limonade. Bains.

Le 3. Etat général et local excellent.

Le 5. Les parties ne sont plus gonflées, et du liquide stercoral passe en petite quantité dans le pansement.

Des vents se sont échappés involontairement par la plaie.

La suppuration est abondante et louable.

Le 10. Les parois de la grande cavité qui entourait le rectum se sont rapprochées, de manière à ne plus constituer qu'une fistule haute et large.

Le 13. M. Dolbeau coupe l'anse de soie et attache à l'une des extrémités un fil qui conduit dans le trajet un tube de caoutchouc de 6 millimètres de diamètre.

C'est le type des tubes qui servent au lavage de l'empyème de la poitrine.

Ce tube est noué au dehors, circonscrivant dans son anse un pont qui comprend l'anus et toute la portion du rectum située au-dessous de la ponction du trocart. La striction est modérée.

On comprendra l'intensité de cette striction en se rappelant que le point de rupture du tube employé est, ainsi que nous l'avons expérimenté sur plusieurs tubes de même espèce, vers l'élongation de six fois la longueur au repos.

Nous avons déterminé que la striction exercée sur le patient correspond à peine à une élongation de deux fois et demi la longueur primitive, puisque sur un tube de 90 centimètres, 10 centimètres seulement ont servi à atteindre un pont qui avait près de 10 centimètres de hauteur dans le rectum, 15 centimètres dans le trajet et 4 ou 5 centimètres entre l'anus et la plaie extérieure.

L'opération a été médiocrement douloureuse. M. Dolbeau quitte le malade, étonné du peu douleur que lui cause la striction du caoutchouc.

Une heure après (midi) la douleur apparaît et augmente d'instant en instant jusqu'au lendemain matin. C'est une douleur aiguë, lancinante, arrachante, qui empêche le malade de dormir plus d'une demi-heure de suite pendant la nuit.

Le 14. La douleur a diminué beaucoup et ne cessera que dans la journée. Pas de fièvre. Pas de soif. Peu d'appétit.

Le caoutchouc est enfoncé dans une dépression serrée de la peau. Les mouvements qu'on tente en vain de lui imprimer sont pénibles.

Liquide fécaloïde dans les pièces du pansement.

Le malade a été librement à la selle ce matin, mais avec de la douleur.

Le 15. Pouls à 150. Fièvre. Inappétence. Sensation de froid. Plaie belle et rose. Sulfate de quinine.

Les 15, 16, 17 et 18. Etat général excellent. Pas de fièvre.

Le 19. Le caoutchouc se mobilise et tourne comme un bracelet.

Le gonflement des parties molles du pourtour, qui a toujours été très modéré, est maintenant nul.

Le doigt, introduit dans le rectum, reconnaît que le sommet de l'anse est maintenant à peine à 5 centimètres de l'orifice anal. Au-dessus de cette anse il sent une surface régulière, sorte d'excavation verticale, qui représente les parties de l'intestin coupées par le tube. Mais ces parties sont réunies et le doigt ne peut nullement s'engager dans leur intervalle.

La muqueuse anale commence à se couper ; le malade a pu cependant envoyer volontairement plusieurs gaz avec bruit.

La peau est très superficiellement mortifiée.

Le 20. M. Dolbeau resserre par une simple ligature autour des deux chefs du caoutchouc l'anse du tube. Cette ligature libère deux bouts de 25 millimètres, ce qui réduit à 5 centimètres environ la longueur de l'anse qui reste à agir sur le pont.

Douleur très vive presque aussitôt. Journée pénible. Pas de fièvre. Mais perte de l'appétit et insomnie la moitié de la nuit.

Le 21. La douleur a presque entièrement disparu.

Bains tous les trois jours.

Le 22. La peau est coupée ; la muqueuse de l'anus ainsi qu'une bonne épaisseur du sphincter sont divisées.

Le doigt sent le sommet de l'anse à 2 centimètres de l'orifice anal. Les parties de l'intestin coupé au-dessus de l'anse sont réunies et offrent au doigt une grande résistance.

Les pièces du pansement sont imprégnées de pus louable, sans odeur et sans mélange de matières fécales.

Le 24. Le sphincter anal est entièrement coupé. L'orifice anal présente une simple fente, dont les bords sont réunis à 1 centimètre au-dessus. L'anse élastique est mobile, et est dorénavant indépendante de l'intestin, elle est entièrement dans la fesse.

Le 27. L'eschare est complète en apparence. Le caoutchouc est très mobile ; on serait tenté de l'arracher, tant il paraît tenir peu. M. Dolbeau le resserre avec une seconde ligature sur le caoutchouc. Ce qui reste à agir correspond, suivant notre calcul, à une longueur de 3 centimètres à peine du caoutchouc au repos.

Le 29. Le caoutchouc a été entièrement coupé et tombe dans le pansement. Il existe dans la région de la fesse une brèche transversale de 3 centimètres et demi de longueur, de 3 centimètres de profondeur, dont les bords bourgeonnent parfaitement et dont l'ouverture est absolument indépendante de l'intestin.

Le doigt, introduit dans le fondement, reconnaît les bords de la section bien accolés mais reconnaissables dans la région de l'anus ; la réunion laisse un relief à peine appréciable dans la région du rectum.

Suppuration louable et modérée.

4 juillet. La brèche a diminué de profondeur et de largeur. Le malade a pu émettre avec bruit des gaz. La défécation n'est nullement douloureuse.

Le 5. On rapproche les bords de la brèche avec des bandelettes collodionnées, en laissant un espace suffisant pour l'écoulement du pus à la partie inférieure.

L'étude attentive de cette observation présente plus d'un enseignement. La longueur des détails dans lesquels nous sommes entré nous permet d'exposer brièvement les réflexions qu'elle nous a inspirées.

La première indication qui s'imposait était de faire communiquer largement avec l'intestin la collection purulente de la fesse.

L'épaisseur des parties à diviser dans une région riche en artères et le voisinage du péritoine, rendaient on ne peut plus dangereux l'emploi de l'instrument tranchant.

La propagation de l'inflammation à la séreuse péritonéale empêchait de songer à l'usage des cautérisations actuelle, chimique et même galvanique.

L'écrasement, au moyen du précieux instrument de M. Chassaignac, semblait devoir jouer un rôle ici ; mais un écrasement aussi étendu ne devait humainement se faire que pendant l'anesthésie par le chloroforme. Or, les inquiétudes que nous avait causées la tenue du malade pendant la première opération faisaient hésiter M. Dolbeau avant d'exposer son patient à des inhalations manifestement dangereuses pour lui.

En admettant que l'écraseur détruisît le large pont des parties molles, l'opération laissait après elle une vaste brèche, offrant une surface étendue pour toutes les intoxications septique et intestinales et nécessitant des interpositions répétées de mèches, etc.

En appliquant la ligature de caoutchouc, M. Dolbeau semble avoir évité les inconvénients de ces divers modes d'action et réuni les avantages les plus remarquables.

La douleur a été vive, il est vrai, mais elle a été de beaucoup inférieure à la douleur de l'écraseur, étant admis que ce malade ne pouvait, sans danger de mort, respirer le chloroforme.

Pas une goutte de sang n'a été versée.

A part un jour de malaise, pas une poussée de fièvre n'est survenue. *La réunion s'est faite en haut exactement à mesure que la section élastique se faisait par en bas,* en sorte que l'on a obtenu le bénéfice intégral de la réunion des parties profondes vers les surfaces, effet que l'on recherche en pansant avec les mèches, et l'on a évité les inconvénients dus au contact des fèces sur une plaie ; inflammation de la plaie, septicémie fécale, etc.

La muqueuse anale, plus mince et plus friable que la peau, a cédé la première, en sorte que l'anse de caoutchouc s'est libérée promptement du rectum, lequel s'est réuni pendant que l'anse exerçait ses derniers efforts en dehors de l'intestin, sur la fesse.

La réunion de l'intestin divisé s'est opérée sans encombre et avec une netteté telle que, loin d'avoir la moindre tendance à l'incontinence stercorale, le malade a pu, à toutes les époques, déféquer facilement et même faire vibrer les bords de son anus en émettant des gaz. Oserait-on espérer une pareille intégrité de la fonction après l'incision, la cautérisation et même l'écrasement d'un pont aussi épais ?

Enfin, nous signalons dans la conduite de notre excellent maître un fait qui a son importance ; il eût été possible, dès l'incision première, de commencer la ponction du rectum et la striction du pont intermédiaire à l'intestin et à la cavité. M. Dolbeau a cru devoir attendre vingt-quatre jours et non sans raisons bien délibérées. Il a attendu que la poche purulente eût pris les caractères d'une large fistule et que les bords de son incision aient bourgeonné, dans le but de diminuer la réaction inflammatoire. Nous aurons bientôt l'occasion de revenir, dans un travail spécial, sur ce point.

En résumé, le succès obtenu dans le traitement d'une fistule complexe au plus haut point, permet de comprendre les avantages de l'emploi du caoutchouc dans le traitement des fistules anales communes. Nous aurons prochainement l'occasion de publier un certain nombre d'observations relatives à un procédé opératoire capable de rendre les plus grands services à la thérapeutique des maladies de l'anus.

OBSERVATION XVI.

(Empruntée à la thèse de M. Edouard Thomas).

Cet homme, de bonne constitution, a eu à plusieurs reprises des hémorrhoïdes externes.

A quelques centimètres à gauche de l'anus il existe une petite tumeur de la grosseur d'un pois, percée à son milieu d'un trou qui n'est autre chose que l'orifice d'une fistule borgne externe. En même temps sur le côté droit du rectum on reconnaît l'existence d'une fistule complète. L'orifice externe de cette fistule est à 2 centimètres de l'anus ; l'orifice interne remonte à environ 3 centimètres dans le rectum. Cette dernière fistule est seule opérée.

Le malade redoute le bistouri. M. Gosselin applique une ligature élastique avec un fil plein de 2 millimètres de diamètre.

L'opération est pratiquée le 26 novembre. Le premier jour le malade éprouve de la douleur. Cependant il peut dormir une partie de la nuit sans le secours d'aucun médicament. Les jours suivants la douleur reste tolérable jusqu'au 1er décembre où la ligature est resserrée. Le malade souffre et dort plus mal cette nuit-là qu'après la première opération.

La ligature tombe le 3 décembre (huit jours après l'opération).

Le malade sort le 5 décembre, en voie de guérison.

OBSERVATION XVII (1).

Fistule à l'anus complète.

Vercesi (Angelo), de Brioni, négociant, avait souffert depuis deux mois d'un abcès de la région du coccyx, et comme conséquence de cet abcès il conservait une fistule à l'anus. Cette fistule était complète et la section avec le bistouri eût été très simple. Je voulus néanmoins appliquer la ligature élastique.

Ayant passé un stylet par l'orifice externe, je le fis sortir par l'anus et y fixai un fil de soie auquel était attachée une lamelle de caoutchouc de l'épaisseur de 3 millimètres et longue de 8 à 10 cent., taillée dans un tube à drainage. Ayant retiré le stylet et le fil de soie, le fil élastique suivit, guidé par le doigt indicateur jusqu'à l'orifice interne, puis traversa la fistule et vint sortir à l'orifice externe dans le voisinage du coccyx. Les deux chefs étant rapprochés, je tirai autant que possible et plaçai sur eux un double nœud au ras de la marge de l'anus. Le malade ressentit une constriction qui le gêna vivement pendant quelques heures. Ensuite le mal diminua, mais sans disparaître complètement, et ne cessa qu'après deux jours, en même temps que les plis faits à la peau avaient disparu.

Le quatrième jour la section était complète. L'anse entière était longue de 1 centimètre. On pouvait l'allonger jusqu'à 2. Elle correspondait à peu près à un cercle de 1 cent. 3. La plaie pansée avec de la charpie se cicatrisa promptement, de sorte que le malade fut guéri un mois après l'opération.

OBSERVATION XVIII.

Fistule à l'anus complète.

Palazzi (Angelo), de Malleo, domicilié à Pavie, âgé de 40 ans, n'avait jamais eu aucune maladie sérieuse jusqu'en 1859, où il eut la variole. Guéri complètement, il avait joui d'une bonne santé

(1) Cette observation et les trois suivantes, qui sont empruntées au travail du professeur Scarenzio, cité plus haut, ont été traduites de l'italien par M. Armand Siredey.

jusqu'en septembre 1874; au milieu de ce mois il eut une **pleuro-**
pneumonie droite qui l'obligea à garder le lit pendant quatre semaines. Durant sa convalescence il souffrit d'une constipation opiniâtre avec douleur et brûlure à l'anus, sans ténesmc. On crut à la
présence d'hémorrhoïdes internes enflammées, et on prescrivit
quelques saignées locales, mais devant la persistance et l'accrois-
sement des symptômes le malade revint à l'hôpital.

A la première visite on trouva l'état général assez altéré, et la
rudesse du murmure vésiculaire aux sommets des poumons faisait
soupçonner le début d'une tuberculose.

Sur le côté droit de l'orifice anal on constata une tumeur du volume d'une noix, fluctuante, et qui, incisée, laissa écouler du pus
en petite quantité. En explorant avec un stylet la cavité de l'abcès
on arrivait à une profondeur de 7 centimètres, et l'index introduit
dans le rectum rencontrait l'extrémité de la sonde à 5 centimètres,
à peu près au centre de la collection purulente, si l'on réussissait
à l'y faire pénétrer.

Pendant quinze jours on n'institua qu'un traitement lent, et c'est
seulement après ce temps, quand la tuméfaction eut cessé, que
l'on appliqua la ligature élastique. Dans ce but un stylet aiguillé,
long de 5 à 6 centimètres, fut muni d'un fil élastique avec enveloppe. J'introduisis l'extrémité libre de l'instrument dans l'orifice
externe de la fistule, et, avec l'index, j'allai l'accrocher dans le rectum puis le fis sortir à l'anus en la ramenant en bas. Le cordon
suivit l'aiguille, et ainsi, le pont de substance compris entre la fistule et les sphincters fut entouré complètement par la ligature.
Les deux chefs du fil furent tirés, enroulés et liés ensemble au
moyen d'un fort fil de soie. Le malade ressentit une certaine douleur, mais peu intense.

Dès le second jour, on voyait que le fil s'était creusé un sillon à
travers les tissus vivants, et il tomba le huitième jour, l'anse
ayant les mêmes dimensions que dans le cas précédent. Il laissait
une plaie profonde de 5 centimètres et large de 2. Les suites
furent normales.

Observation XIX.

Fistule borgne interne.

(D'après l'observation elle est externe. As.).

Brenri (Edoardo), jeune homme de 11 ans, de Staghiglione, avait souffert une année auparavant d'un phlegmon suppuré de la fesse gauche, qui lui laissa une fistule avec orifice externe à 3 centimètres à gauche de l'anus.

On enfonçait la sonde à 5 centimètres du côté du rectum sur lequel elle s'arrêtait, sans qu'on pût y découvrir aucune ouverture. Cela ne prouvait pas qu'elle manquât, mais persuadé que l'ayant trouvée et commençant l'incision à son niveau, je laisserais au-dessus d'elle une partie de la poche de l'abcès, je songeai à opérer ce garçon en en pratiquant une nouvelle.

Le 1er mai, après avoir introduit le gorgeret de bois dans le rectum, la gouttière tournée vers la fistule que je voulais inciser, je suivis le trajet fistuleux avec une aiguille courbe à manche, dont la pointe était fenêtrée. J'allai perforer le rectum le plus haut possible, en pressant contre ledit instrument de bois, et retirant ce gorgeret tandis que j'élevais le manche à l'aide de l'autre main, je réussis à faire sortir par l'anus la pointe fenêtrée de l'aiguille, et en retirant l'aiguille je lui fis parcourir le trajet de dedans en dehors, après l'avoir munie d'un fil élastique enveloppé. Les deux chefs étant tirés et enroulés, réunis et fixés sur le sphincter externe, et ayant quitté le fil, je vis la peau saisie dans l'anse se froncer, et le fil s'enfoncer progressivement.

Le second jour, l'ulcération était commencée ; le quatrième, le fil était relâché, je le tirai de nouveau en appliquant une seconde ligature à 1 centimètre et demi de la première ; au neuvième jour, la section était complète. D'ailleurs, la plaie fut traitée doucement, et en un mois le malade guérit.

Le fil détaché présentait une anse complète qui, du premier des nœuds, mesurait 1 centimètre et demi, qui pouvait s'étendre à 3 centimètres, en circonscrivant ainsi un cercle de 2 centimètres de diamètre. Comptée du second nœud, l'anse était de 7 millimètres qu'on pouvait étendre à 13 millimètres, correspondant à un cercle de 8 à 9 millimètres de diamètre.

OBSERVATION XX.

Fistule complète.

Rocca (Marcello), de Cornale, arrondissement de Voghera, paysan âgé de 14 ans, était un jeune homme d'une constitution saine et robuste et dont la famille ne présentait rien de remarquable. Il raconta qu'il avait eu quatre ans auparavant un abcès sur le côté gauche de l'anus, abcès qui fut ouvert par un médecin de son pays et qui l'obligea à garder le lit pendant huit ou dix jours, après lesquels il se crut guéri, n'ayant plus qu'une petite croûte qui recouvrait la plaie. Il ne se souvenait plus combien de temps il resta bien portant, assurant pourtant qu'à des intervalles à peu près réguliers, de trois mois environ, il éprouvait des douleurs à l'anus, douleurs qui s'exaspéraient pas la défécation ; et lorsque le malade avait marché ou travaillé quelque temps la petite croûte signalée plus haut tombait, il sortait un peu de pus, et le jeune homme recommençait à jouir d'une bonne santé quelques mois. Depuis un an environ, les intervalles de bien-être avaient cessé, et, au contraire, il voyait croître les troubles indiqués du côté de sa fistule, qui l'obligeaient à garder par intervalles le repos au lit pendant quelques jours.

A la visite du premier jour, 19 avril, on voyait une partie légèrement tuméfiée, rouge, chaude et douloureuse au pourtour de l'anus, s'étendant quelque peu à la fesse, et à peine à 2 centimètres à gauche de l'orifice anal, une cicatrice oblongue ; puis lorsqu'on comprimait cette cicatrice, on faisait sortir par l'anus quelques gouttes de matière purulente. Le patient était obligé de se coucher sur l'un ou l'autre côté.

On lui administra un purgatif léger et on prescrivit l'application d'un cataplasme de graines de lin sur la partie malade. En quatre jours la rougeur et le gonflement autour de l'anus s'étaient dissipés ; alors, avec le *speculum ani*, on put découvrir dans l'intérieur du rectum, sur le côté gauche, à la hauteur d'environ 3 centimètres de l'orifice anal, une ulcération d'où sortait du pus lorsque l'on pressait sur la cicatrice indiquée. Cela rendait évident le diagnostic de fistule borgne externe ; avec un bistouri droit on perfora la peau depuis la cicatrice jusqu'à l'entrée du conduit fistuleux. Et

en effet, avec un stylet, en parcourant ce conduit, on arrivait à la
profondeur de 5 centimètres dans l'intestin.

Le 30 du même mois, on appliqua la ligature élastique. Un stylet
fut introduit d'abord par l'orifice interne jusque dans l'intestin,
puis un doigt introduit dans le rectum et recourbé fit sortir la
pointe du stylet par l'anus. On y attacha un fil de soie auquel était
assujetti un cordon élastique à enveloppe, et le stylet retiré par le
point d'entrée laissa la ligature élastique dans tout le trajet de la
fistule. Alors on tira les deux chefs du cordon de caoutchouc pour
mettre en jeu son élasticité, et on fit dans le voisinage de la fistule
une ligature sur les cordons avec un fil de soie.

Le 3 mai, l'anse s'étant relâchée par le fait de la section de la
fistule, on dut la raccourcir d'environ un demi-centimètre en tirant
les deux chefs et en plaçant sur eux un second fil à 1 centimètre
du premier.

Deux jours après, le trajet fistuleux, dans sa partie externe, ap-
paraissait fendu par un sillon d'environ 2 centimètres, cependant
la ligature restait encore en place, serrant suffisamment la partie
restante. Il fallut deux autres jours pour que l'anse tombât, et la
plaie qui en résulta fut traitée avec un tampon de charpie imbibée
d'onguent.

Le patient était parfaitement guéri un mois après la ligature.

L'anse du cordon élastique tombée mesurait depuis le premier
nœud 1 centimètre, qu'on pouvait allonger à 1 centimètre 8 millimètres ; du second, 0 c. 5 millimètres, qu'on pouvait amener à 8 ou
9 millimètres; ces anses équivalaient à des cercles, l'un de 1 centimètre à 2 millimètres ; l'autre de 3 à 4 millimètres de diamètre.

CHAPITRE II

PHIMOSIS

La ligature élastique dont le professeur Dittel, de Vienne, s'était déjà servi pour pratiquer l'opération du phimosis (1) a, depuis, été appliquée de nouveau au traitement de cette infirmité par M. le professeur Courty, de Montpellier, et par M. le docteur Jude Hue, de Rouen. Ce dernier, en particulier, a opéré un grand nombre de phimosis à l'aide du fil de caoutchouc, et il aurait ainsi obtenu d'excellents résultats. Du moins, c'est ce qui ressort d'un travail intéressant sur la question, que M. Jude Hue a récemment publié dans le *Bulletin général de thérapeutique* (30 janvier 1879), et que nous allons analyser.

Manuel opératoire : L'opération, d'après l'auteur du travail que nous venons de citer, doit être pratiquée de la façon suivante :

Une aiguille, dont la pointe est cachée dans une petite boule de cire vierge, et dont le chas est muni d'un fil de caoutchouc, est conduit à l'aide d'une pince à pression continue, entre le prépuce et le gland, sur la face dorsale de celui-ci, jusqu'au cul-de-sac balano-préputial. A ce moment, on pousse en haut la pointe de l'aiguille, qui transfixe le prépuce et vient émerger sur sa face cutanée. On dégage l'aiguille, on saisit l'extrémité du fil de caoutchouc qu'elle entraîne, puis on réunit en avant les deux chefs du

(1) Dittel a pratiqué trois fois l'opération du phimosis par la ligature élastique ; la guérison a eu lieu en trois semaines. (Thèse d'agrégation, Ch. Monod, 1875, p. 42.)

lien élastique en les fixant avec un fil ciré, après avoir exercé sur eux une traction convenable.

Ce procédé consiste, comme on le voit, dans l'incision de la partie médiane et supérieure du prépuce.

L'anse élastique tombe du dizième au quatorzième jour, et la cicatrisation est complète de dix à vingt jours après. Les seules précautions à prendre consistent à maintenir propre la petite plaie qui se forme et à protéger la ligature par un tour de bande. Dans une statistique de plus de cent cas, opérés tant par M. Jude Hue que par ses confrères de Rouen, il n'y a jamais eu « l'ombre d'un accident ou d'une complication quelconque. »

M. Hue reconnaît à cette méthode les avantages suivants :

1° L'opération est d'une telle simplicité qu'elle est à la portée de tous les praticiens, quelles que soient leurs aptitudes chirurgicales. Elle ne nécessite la présence d'aucun aide, à moins qu'il ne s'agisse d'un enfant auquel il faille tenir les mains.

2° Il n'y a de douleur qu'au moment du passage de l'aiguille à travers le prépuce, ce qui permet de pratiquer facilement cette opération chez les enfants, sans recourir au chloroforme, et la fait accepter des gens les plus pusillanimes.

3° L'opération n'expose à aucune complication, ni primitive, ni consécutive.

4° Elle n'empêche pas les malades de vaquer à leurs occupations. « Aucun de mes opérés adultes, dit M. Hue, n'a, du fait de l'opération, perdu un jour de travail : pourtant, un d'eux était charretier et se livrait du matin au soir à son rude labeur. Un samedi cependant, vers le huitième jour de la ligature, j'ai trouvé chez ce dernier les bords de la plaie un peu rouges, et, sur mon conseil, il garda le lit la matinée du dimanche. Je n'ai observé qu'une seule fois un gonflement un peu considérable du prépuce. Il survint, vers le cinquième jour, chez un enfant de sept ans qui avait trop joué la veille : deux jours de repos et quelques bains locaux en eurent vite raison. »

5° Le résultat difinitif serait élégant et même supérieur à celui donné par les autres procédés. « La circoncision, dit encore l'auteur, est une dénudation disgracieuse. L'incision supérieure ou inférieure de la membrane préputiale est, par tous les auteurs, accusée de laisser, de chaque côté du gland, deux pendants de peau qu'on a comparés à des oreilles. Je ne saurais dire pourquoi la division à l'aide de la ligature élastique n'a pas le même inconvénient; ce qu'il y a de certain, comme j'ai mis à plusieurs reprises la Société de médecine de Rouen à même de le vérifier, c'est qu'elle ne l'a pas ; que le gland, à demi découvert, se présente bien dans une ouverture ovalaire à bords bien ténus et que, au point de vue de la forme, les opérés ne le cèdent en rien à ceux dont le prépuce normalement conformé n'a point subi d'intervention chirurgicale. »

M. Hue fait en outre remarquer que ce résultat est d'autant plus parfait qu'on s'éloigne du jour de l'opération ; et il ajoute qu'il sera moins parfait et moins prompt à se produire chez un adulte porteur d'un prépuce hypertrophié, long et charnu, qui eût été peut-être plutôt justiciable de la circoncision que de la ligature élastique. « Néanmoins, dit-il, même dans ce cas, il ne faudrait pas perdre espoir à la vue du résultat immédiat; le prépuce, dépourvu de ses fonctions, va commencer un mouvement de recul, de résorption et d'atrophie, et tout peut s'harmoniser avec un peu de temps, comme la chose est arrivée chez trois des

malades que j'ai dû d'opérer à l'hôpital du Midi à la gracieuseté de M. le docteur Horteloup. »

Enfin, M. Hue insiste sur quelques considérations pra-
tiques qu'il nous semble important de reproduire :

La ligature ne doit pas être trop serrée, afin que la section, s'opérant lentement, en dix ou quatorze jours, permette aux adhérences entre la muqueuse et la peau, et
même à un commencement de cicatrisation de se faire en
arrière du fil. Si, en effet, la division des tissus s'opérait
trop rapidement, elle se rapprocherait de la section par
l'instrument tranchant, et exposerait à une hémorrhagie
peut-être, à l'écartement de la muqueuse et de la peau,
et à une guérison tardive, suivie d'une large cicatrice.

Il faut cependant que la ligature soit assez serrée pour
rester efficace jusqu'à la fin, sans quoi elle ne fait qu'irri-
ter inutilement les bors de la plaie et en amène l'induration
et l'épaisissement.

Enfin, quelquefois, le fil élastique détermine une inflammation si légère que la réunion par première intention
pourrait, si l'on n'y prenait garde, s'opérer en arrière de
lui.

Il sera toujours facile d'empêcher ces inconvénients en
surveillant un peu les malades : il suffira de relâcher la ligature si elle est trop serrée, de la resserrer si elle l'est
trop peu, et d'écarter les lèvres de la plaie si elles tendent
à se réunir.

De son côté, M. Courty, de Montpellier, ainsi que nous
l'avons dit plus haut, s'est servi de la ligature élastique
pour opérer le phimosis. L'éminent professeur a pratiqué
sept opérations de ce genre (communication orale); et,
comme ceux du chirurgien de Rouen, les résultats qu'il a
obtenus ont toujours été très satisfaisants.

Dans un de ces cas même, l'opération fut suivie de la

cessation de la stérilité : Il s'agissait d'un homme marié depuis quelques années et qui n'avait pu encore avoir d'enfants. M. Courty ignorant son infirmité avait cherché la source de la stérilité chez la femme, et l'avait attribuée ne trouvant pas d'autre cause, à une leucorrhée abondante dont celle-ci était atteinte.

Mais la leucorrhée guérie, la stérilité persistait toujours. C'est alors que le médecin ordinaire du malade en question apprit à M. Courty la petite infirmité dont ce dernier était porteur.

Lorsque M. Courty vit le malade, l'orifice préputial était extrêmement étroit, au point même de rendre la miction difficile. Les choses n'étaient dans cet état que depuis quelque temps ; à la suite d'une affection herpétique de l'orifice préputial traitée mal à propos par les cautérisations, l'ouverture s'était rétrécie et était ainsi arrivée au degré d'étroitesse qu'elle présentait alors. M. Courty pratiqua l'opération par le procédé qui a été indiqué plus haut ; mais il appliqua *deux ligatures*, l'une sur la face dorsale, l'autre sur la face inférieure.

Il resta, après la chute des fils, deux lambeaux latéraux. Ces lambeaux se rétractèrent dans la suite et laissèrent un prépuce sans doute un peu gros et difforme, mais qui ne gêna nullement le coït. Comme nous l'avons dit, la cessation de la stérilité suivit de près cette opération.

M. Courty ayant eu occasion de voir un très grand nombre d'opérations de phimosis pratiquées avec l'instrument tranchant, et dont un certain nombre furent suivies de complications ou de résultats peu satisfaisants, estime que l'emploi de la ligature élastique dans ce cas est une heureuse innovation, et pense, en particulier, que ce moyen sera très utile aux praticiens qui n'ont pas une grande habitude d'une opération un peu trop considérée peut-être comme insignifiante.

Comme ceux de M. Hue, les malades de M. Courty ont pu aller et venir après l'application de la ligature, en prenant, pour toute précaution, le soin de maintenir la verge relevée et fixée contre le ventre au moyen d'un caleçon de bain, afin d'éviter les frottements et l'irritation qui en résulterait.

En ce qui touche le procédé opératoire, nous préférons, comme étant le plus simple, celui de M. Jude Hue, consistant à appliquer *une seule ligature.*

Le passage de deux ligatures, comme l'a fait M. le professeur Courty dans le cas cité plus haut, oblige en effet, à transfixer deux fois le prépuce. Et de plus, au point de vue esthétique, le résultat que donnent deux incisions doit être, croyons-nous, moins bon que celui qui résulte d'une seule, les deux incisions donnant lieu à deux lambeaux latéraux dont les vestiges, quelle que soit leur rétraction ultérieure, doivent être plus disgracieux que l'ouverture ovalaire succédant à la seule incision supérieure.

Nous rapportons en terminant ce chapitre, une observation intéressante que nous devons à l'obligeance de M. le Dr G. Félizet, et qui vient à l'appui des faits de MM. Jude Hue et Courty. On verra que la ligature élastique a permis de débarrasser d'une infirmité devenue gênante un malade que son âge (87 ans) ne permettait guère de soumettre à une opération sanglante. Le cas de M. Félizet est curieux aussi par la résistance opposée à l'action de la ligature élastique par un anneau de tissu cicatriciel qui entourait l'orifice préputial.

A cette observation, nous en joignons une autre relative à un *phimosis adhérent.* Ce second fait emprunté au travail déjà cité de M. le professeur Scarenzio (1), montre que la ligature élastique pourra encore rendre des services dans les ces d'adhérences balano-préputiales.

OBSERVATION XXI.

(Communiquée par M. le docteur G. Felizet).

Eczéma du prépuce. — Rétrécissement cicatriciel. — Ligature élastique.

Il ne s'agit vraiment pas d'une opération ; l'histoire de ce fait est cependant intéressante au point de vue du mode d'action de la ligature élastique.

Le Dr B..., âgé de 87 ans, habite la Franche-Comté. Je le vois chez son gendre, M. H..., 56, rue de l'Arcade.

A partir de l'âge de 76 ans, poussées d'eczéma sur le prépuce, soignées par M. Bazin. Le prépuce était tuméfié et le pourtour de l'ouverture était ulcéré par le contact de l'urine.

Le prépuce était naturellement très-long ; à partir de l'âge de 81 ans, l'eczéma cessa et la cicatrisaton donna lieu à un rétrécissement cicatriciel de plus en plus étroit.

L'extrémité du prépuce a la forme d'un cône dont le sommet constitué par une masse dure, régulière, de cicatrice blanchâtre, est traversé par un pertuis admettant à peine un stylet de trousse.

La cavité balano-préputiale se distend pendant la miction qui depuis quelques semaines est de plus en plus entravée. Il est nécessaire d'intervenir.

L'âge du malade (87 ans) interdit toute tentative trop violente ; on se propose de recourir au caoutchouc : une aiguille garnie de cire, introduite par l'ouverture préputiale, traverse la face dorsale du prépuce à 2 centimètres environ. Un fil de caoutchouc carré est engagé à l'aide de l'aiguille et circonscrit dans une anse la peau et le bord cicatriciel.

L'anse de caoutchouc est serrée à 50 0/0. Douleur modérée (10 avril 79). Précautions pour empêcher l'infiltration de l'urine dans le tissu cellulaire du fourreau.

(1) Annali universali di medicina e chirurgia, juillet 1875.

Le 11. Gonflement du prépuce ; miction difficile ; l'anse de caoutchouc est resserrée.

Le 12. Gonflement plus considérable encore du prépuce. Douleur vive ; l'anse de caoutchouc est resserrée de nouveau.

Le 13. La peau du dos du prépuce est coupée ; la miction se fait par cet orifice nouveau. Douleur moindre.

Le 14, 15, 16. Le prépuce diminue de volume. La miction s'accomplit avec une grande facilité. Les parties molles coupées par le caoutchouc représentent une fente de 8 millimètres de longueur. Cette fente répond exactement aux parties molles non cicatricielles.

En enlevant le caoutchouc, on voit que l'anneau cicatriciel du prépuce est à peine entamé. Nouvel anse de caoutchouc tendu à 50 0/0. Indolence absolue.

La ligature ne tombe que le 22 avril.

Conclusions. — 1. La peau a été coupée en quatre jours.

2. La cicatrice a été coupée en douze jours.

Cette différence tient-elle à la pauvreté vasculaire de la cicatrice consécutive à un ancien eczéma ? C'est à de nouvelles observations de répondre.

OBSERVATION XXII.

Par le professeur Scarenzio. Traduction de M. Armand Siredey.

Phimosis adhérent.

M... (Joseph), âgé de 25 ans, voiturier, fut reçu dans la salle des vénériens, le 4 mai, pour une balano-posthite avec phimosis. Déjà une autre fois, étant affecté de balano-posthite violente, il avait eu une perforation gangréneuse de la face dorsale du prépuce vers la base, et il semble que la surface interne du prépuce et la face supérieure du gland, depuis ce point jusqu'au sommet, aient été ulcérées et qu'il se soit constitué entre eux une adhérence solide. Cette adhérence avait la longueur de 3 centimètres, la largeur de 1 centimètre, et en explorant sur les parties latérales avec un stylet, on le faisait sortir par l'orifice naturel.

Un écoulement abondant était fourni par la surface ; le malade ne savait s'il était accidentel ou le résultat d'un coït impur.

Ayant supprimé cette sécrétion au moyen de lotions astringentes et devant opérer le phimosis, je voulus d'abord enlever l'adhérence et au lieu d'avoir recours à l'incision qui aurait été ennuyeuse et peut-être accompagnée d'hémorrhagies, je me servis de la ligature élastique. Je passai ensuite une anse du cordonnet habituel à cheval sur l'adhérence, et fis sortir les deux chefs libres par l ouverture qui restait à la base du prépuce, où je les enroulai et les fis lier au moyen d'un fil de soie.

Ceci se passait le 13 mai, et le 16 commençait un peu de suppuation.

Le neuvième jour, comme je cherchais à tirer le nœud au-dehors pour y appliquer un second nœud comme d'habitude, il se trouva que le cordonnet n'avait plus d'élasticité.

Le douzième jour, on appliqua un troisième nœud, et deux jours après le fil tomba. La partie élastique du fil s'était cassée, sans doute à la première traction, et l'enveloppe seule avait agi comme constricteur. C'est pour ce motif que l'adhérence ne fut coupée que le quatorzième jour.

DEUXIÈME PARTIE

Applications de la ligature élastique employée comme moyen d'exérèse.

CHAPITRE PREMIER.

TUMEURS DE LA LANGUE.

S'il est une catégorie d'opérations où l'on devait songer à utiliser les propriétés hémostatiques de la ligature élastique, c'est sans contredit, celle des opérations qui se pratiquent sur la langue, organe vasculaire entre tous et qui, en raison de cette vascularité même, est fréquemment le siège d'hémorrhagies primitives ou consécutives à la suite des traumatismes chirurgicaux.

Ces hémorrhagies ont, de tout temps préoccupé les chirurgiens qui ont inventé de nombreux procédés dans le but de parer à cette dangereuse complication.

Certains chirurgiens ont même, devant l'insuffisance de ces procédés, recommandé et pratiqué la ligature préalable de l'artère linguale. Mais la difficulté de cette opération sur le vivant restreindra toujours l'emploi d'un pareil moyen.

La ligature élastique devait donc trouver et a trouvé en effet ici, une de ses plus heureuses applications.

Nous verrons cependant que pour prévenir l'hémorrhagie mieux que les autres moyens, elle ne met cependant pas sûrement à l'abri de cet accident.

Historique. — Dès 1855, Trousseau pratiqua l'ablation d'une partie de la langue à l'aide du fil élastique, en présence de M. le professeur Le Fort, alors son interne (thèse de Thomas, Paris, 1875 p. 26, et th. Quinot, p. 6).

Quelques années plus tard, en 1871, M. Henri Lee rapportait à la Clinical society, de Londres, un cas de cancer de la langue traité par la ligature élastique. Mais celle-ci ne jouait ici qu'un rôle accessoire dans une opération très compliquée.

En 1875, M. Després rapporta un troisième fait, qui lui était propre, dans la discussion qui eut lieu à la Société de chirurgie à propos de l'ablation du sein pratiquée par M. Périer, au moyen de la ligature élastique.

L'année suivante, en 1876, M. Quinot faisait sa thèse inaugurale sur *l'amputation partielle et totale de la langue par la ligature élastique.*

Enfin, en 1877, M. Delens, qui avait inspiré la thèse de M. Quinot, publiait dans les Archives de médecine (numéros de janvier-février) un intéressant travail ayant pour titre : *De l'emploi de la ligature élastique intra-buccale pour l'ablation des tumeurs de la langue.*

Dans ce travail, M. Delens rapporte que M. Périer aurait, en 1874, enlevé un épithélioma de la langue à l'aide d'un fil de caoutchouc.

Procédé opératoire. — Dans le cas de M. Després, après avoir placé deux épingles en croix au-dessous de la tumeur, on étreignit la base avec un fil élastiqne.

Dans le fait de M. Périer, la ligature, dit M. Delens, fut placée par la région sus-hyoïdienne autour de la tumeur, et resserrée à plusieurs reprises.

Ces procédés, comme le fait remarquer M. Delens, présentent quelques inconvénients ; celui de M. Després ne permet d'attaquer que les tumeurs superficielles ou voisines de la langue.

Quant à celui de M. Périer, il est compliqué et, en outre, douloureux, puisqu'il faut resserrer plusieurs fois la ligature.

Nous croyons qu'on pourra, dans tous les cas, substituer avec avantage à ces procédés le mode opératoire indiqué par M. Delens, et que nous allone décrire.

L'appareil instrumental nécessaire à l'opération est aussi simple que possible : deux grandes aiguilles courbes, et une pince à anneaux avec cran d'arrêt, voilà, dans le plus grand nombre des cas, les seuls instruments dont le chirurgien aura besoin.

Si cependant l'opération devait porter sur la base de la langue, très loin en arrière, il pourrait être utile d'avoir, en outre, un écarteur pour maintenir la bouche largement ouverte. Et encore, on pourrait, à la rigueur, remplacer cet instrument par un bouchon de liège qu'on placerait entre les arcades dentaires en refoulant autant que possible la commissure labiale.

En ce qui touche la nature du fil élastique, nous pensons qu'on peut employer indifféremment soit les fils cylindriques et pleins qu'on trouve chez les fabricants d'instruments de chirurgie, soit les fils carrés qu'on trouve partout dans le commerce. Il faut seulement avoir la précaution de les choisir assez gros ; lorsqu'ils sont trop fins, ils peuvent se casser, ou encore s'enkyster dans les tissus, ainsi que M. le Dr Périer l'a observé une fois (communication orale). Ils devront, en conséquence, mesurer de 2 à 3 millim. de diamètre. Leur longueur, pour la commodité de l'opération, ne doit pas être de moins de 60 centimètres.

Le malade sera assis sur une chaise, faisant face au chirurgien. C'est la situation la plus commode pour l'opération.

Si cependant la tumeur siégeait sur la base de la langue, il y aurait avantage à endormir le malade qui, dès lors, devrait être couché sur le dos. Dans ce cas, il faudrait non-seulement maintenir la mâchoire écartée par le procédé que nous avons indiqué tout à l'heure, mais encore attirer la langue en avant à l'aide d'un ténaculum ou d'un triple fil de chanvre passé au travers de cet organe, un peu en arrière de sa pointe.

Le manuel opératoire en lui-même doit être, pour la facilité de la description, envisagé dans deux cas différents : selon que la tumeur siège sur la ligne médiane, ou sur les parties latérales de la langue.

A. — *La tumeur siége sur la ligne médiane.*

a. — Elle occupe la moitié antérieure de la langue. — L'aiguille, munie d'un double fil de caoutchouc et tenue entre les mors d'une pince à anneaux, perpendiculairement à celle-ci, est conduite de telle sorte que sa pointe, pénétrant par la partie latérale gauche de la face inférieure de la langue, plus ou moins en arrière du frein, vienne sortir sur la partie latérale droite, dans un point symétrique du point de pénétration.

La pointe de l'aiguille est alors saisie avec les mors d'une pince à pansement, puis dégagée complètement de l'épaisseur de la langue et attirée au dehors. Cela fait, on coupe l'anse formée par le fil de caoutchouc au niveau du chas de

l'aiguille ; on a ainsi deux fils distincts passés dans le
même trajet. Après avoir exercé quelques tractions sur
les extrémités de ces fils pour reconnaître les chefs appar-
tenant à l'un et à l'autre, on réunit les deux chefs de l'un
sur la face dorsale de la langue, tandis que les deux chefs
de l'autre sont réunis au-dessous de cet organe, au niveau
du frein. On a ainsi, comme le fait remarquer M. Delens,
deux anses perpendiculaires l'une à l'autre (l'une verticale
et transversale, l'autre horizontale et antéro-postérieure),
qui sépareront complètement la partie antérieure de la
langue du reste de l'organe.

b. — *La tumeur est située à la base de la langue.* —
L'opération s'exécute de le même façon que dans le cas
précédent ; elle est seulement plus difficile, l'aiguille devant
manœuvrer jusqu'au fond de la cavité buccale. On pourra,
en particulier, éprouver quelque difficulté, après avoir
fait pénétrer l'aiguille par le côté gauche, pour le faire
ressortir du côté opposé. Il faudra, pour faciliter son dégagement, saisir sa pointe avec une pince à pansement dès
qu'elle émergera des tissus. Il peut être, aussi, difficile, en
raison de la profondeur à laquelle on opère, de fixer avec
un fil de chanvre les extrémités de celui des deux liens élastiques dont les chefs doivent être réunis sur la face dorsale de la langue. Et nous croyons que l'emploi d'un tube de
Gally, conseillé par M. Delens, pour ce temps de l'opéra-
ration, en faciliterait l'exécution.

B. — *La tumeur occupe les parties latérales.*

Dans ce cas il convient de procéder un peu différemment,
afin de n'enlever que la portion de tissu lingual envahie
par la tumeur.

Un fil de caoutchouc, long d'au moins 60 centimètres, est à l'avance, enfilé d'une aiguille *à chacune de sès extrémites*. L'une de ces aiguilles est introduite par la face inférieure de la langue, du côté correspondant à la tumeur et en *arrière* de celle-ci, puis conduite de telle sorte que sa pointe vienne sortir sur la face dorsale, au niveau de la ligne médiane, ou même au delà, suivant les limites du mal. Cette aiguille une fois dégagée et amenée au dehors de la bouche, on exécute une manœuvre absolument semblable avec l'aiguille adaptée à l'autre extrémitè du fil, mais en la faisant passer en avant de la tumeur, tandis que la première avait été conduite en arrière. Il faut avoir soin de faire pénétrer chacune de ces aiguilles au delà des limites du mal, tant en avant qu'en arrière.

Les deux aiguilles une fois amenées hors de la bouche après qu'elles ont traversé la langue, on coupe les deux anses que forme le fil de caoutchouc au niveau de leurs châs.

On a alors, comme le montre la figure ci-jointe, trois fils distincts, passés dans les deux trajets transversaux créés par la pénétration des aiguilles à travers la langue. L'un de ces fils C G D forme une anse dont le plein G correspond à la face inférieure de la langue, tandis que l'une de ses extrémités passe dans le trajet situé en arrière de la tumeur, et l'autre dans le trajet antérieur. Les deux autres fils, A B et E F, traversent, l'un le trajet postérieur, l'autre le trajet antérieur. Or, il est facile de voir que si l'on réunit entre eux les deux chefs de chacun de ces fils, la tumeur se trouvera complètement circonscrite par eux : en avant par le fil E F, en arrière par le fil A B, en dedans par le fil C D. Ainsi étranglée entre les trois anses, la portion du tissu malade sera peu à peu détachée du reste de l'organe.

Il faut, comme M. Delens le conseille, porter la tension des fils à son degré maximum ; et pour cela il est commode d'employer le procédé indiqué par ce chirurgien : on exerce sur les deux extrémités du fil une traction énergique jusqu'à ce qu'on arrive près des limites de son exten_

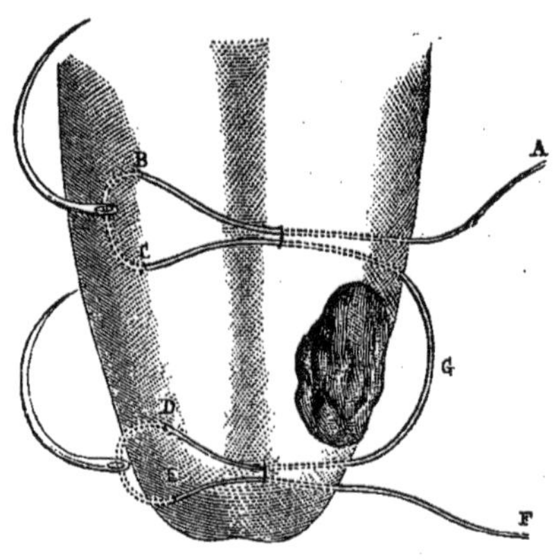

(1).

sibilité ; puis, à ce moment, on entre-croise les deux chefs en leur faisant subir une rotation en sens inverse, comme si on voulait commencer la torsion d'une suture métallique. Un aide entoure alors le point d'entre-croisement avec un fil de chanvre ou de soie, qu'il arrête au moyen d'un double nœud ordinaire. Il nous semble qu'on pourrait, en l'absence d'un aide, saisir les deux fils, au point d'entre-croisement, entre les mors d'une pince à arrêt, sur laquelle on glisserait la ligature qui doit les fixer, comme on fait pour lier une artère.

(1) Cette figure est empruntée au travail de M. Delens, qui a bien voulu nous autoriser à la reproduire.

Si l'on craignait de confondre entre eux les chefs des différents fils, on pourrait colorer à l'avance leurs extrémités
de façon à les reconnaître. Mais cette précaution ne nous
paraît pas très nécessaire. M. Delens dit qu'elle ne lui a
pas été d'une grande utilité ; et dans deux cas que nous
avons vu opérer par M. Duplay et dont nous rapportons
plus loin l'observation, l'absence de cette précaution n'a
entraîné aucune difficulté pour reconnaître les extrémités
de chaque fil. Il a suffi d'exercer quelques tractions sur les
fils pour se reconnaître très facilement.

Grâce au procédé de *ligature intra-buccale* que nous venons de décrire, d'après M. Delens, nous pensons qu'on
pourra enlever facilement toutes les tumeurs opérables
de la langue, sans recourir à des manœuvres accessoires
plus ou moins compliquées, telles que l'incision de la région sus-hyoïdienne.

Suites de l'opération : La douleur, qui est peu intense
au moment du passage des aiguilles et des fils, est, au
contraire, vive lors de leur constriction. Mais cette douleur
disparaît le plus souvent assez promptement, comme cela
a eu lieu chez les deux malades que nous avons vu opérer
par notre maître, M. Duplay (1) ; elle se prolonge rarement
au delà de quelques heures. Cependant chez un malade de
M. Delens il y a eu pendant plusieurs jours des douleurs
assez vives dont l'opéré rapportait le siège à la région de
la nuque.

M. Delens pense que la douleur persiste plus longtemps si
la ligature est peu serrée, que si la constriction est *d'emblée
aussi énergique que possible* : « Il y a évidemment intérêt,
dit ce chirurgien, si le nerf lingual est compris dans la liga-

____

(1) Nous donnons plus loin l'observation de ces deux malades.

ture, à ce que la désorganisation de ce nerf soit produite aussi rapidement que possible. » Cette opinion vient à l'appui de ce que nous avons dit à propos de la fistule à l'anus.

Après l'application des ligatures, la tumeur devient d'abord violacée ; puis bientôt elle se flétrit et se gangrène, tandis que les fils creusent peu à peu autour d'elle le sillon qui doit la séparer du reste de l'organe.

L'eschare tombe rarement avant le 8ᵉ jour. Cependant M. Delens l'a vue tomber une fois le 7ᵉ jour. Et, chez un des malades qu'a opérés M. Duplay, la chute de la tumeur a eu lieu le 5ᵉ jour. Mais il s'agissait, dans ce cas, d'un papillome s'implantant sur la base de la langue par un pédicule étroit : l'épaisseur des tissus à sectionner était donc très faible.

La présence dans la bouche d'une masse mortifiée entraîne la putridité des liquides buccaux et donne lieu à une très grande fétidité de l'haleine. On a beaucoup reproché cet inconvénient à la ligature, et on a prétendu qu'il pouvait occasionner des accidents d'infection putride. Mais ce danger a peut-être été exagéré : l'expérience clinique a montré, en effet, que l'ablation des tumeurs de la langue par la ligature simple ou élastique donnait bien rarement lieu à de semblables accidents. Il semble cependant que chez un malade opéré cette année par M. Delens il y ait eu quelques symptômes de septicémie ; mais le malade n'en a pas moins parfaitement guéri.

En général, il sera facile de combattre la putridité des liquides buccaux et la fétidité de l'haleine à l'aide de lavages et d'injections avec des liquides désinfectants. M. Delens se sert ordinairement d'une solution saturée de chlorate de potasse.

On pourrait aussi imiter la pratique de Mayor, de Lausanne, qui, ayant fait la ligature en masse de la langue pour un vaste cancer, enleva, le 2° jour après l'opération, la plus grande partie de la tumeur qui était déjà mortifiée et insupportable par son odeur. (Thèse Quinot, p. 21.)

La question de l'hémorrhagie doit nous arrêter un instant. Voici ce que disait à ce sujet M. Delens, dans son mémoire des Archives de médecine : « Pour ce qui concerne l'hémorrhagie primitive, il est évident que la sécurité est à peu près absolue, puisque le seul traumatisme infligé à la langue consiste dans le passage à travers son épaisseur d'une ou deux aiguilles armées d'un fil. L'expérience seule pourra décider, d'autre part, si ce procédé met aussi complètement à l'abri des hémorrhagies secondaires. Les sept observations relatées à la fin de ce travail ne permettent pas évidemment, vu l'insuffisance du nombre, de l'affirmer ; mais on conviendra qu'une section qui s'effectue au minimum en sept jours, laisse bien peu de chances pour la production de ces hémorrhagies. »

En ce qui touche l'hémorrhagie primitive, les observations que nous rapportons viennent tout à fait à l'appui de celles qu'avait recueillies M. Delens.

Il n'en est pas tout à fait de même pour l'hémorrhagie secondaire. Il y a eu, en effet, chez le malade même opéré cette année par ce chirurgien une hémorrhagie abondante qui, survenue le sixième jour après l'opération, donna en quelques instants plus de trois verres de sang et ne put être arrêtée qu'après une compression de trois quarts d'heure. Chez un autre malade opéré par M. le Dr Monod en 1878, dans le service de M. le professeur Broca qu'il remplaçait, il y eut encore une hémorrhagie assez abondante, au 9° jour. Il est à remarquer que chez ces deux malades l'hémorrhagie avait été précédée d'une infiltration sanguine qui, limitée au plancher de la bouche chez le ma-

lade de M. Monod, s'étendait à toute la région sus-hyoïdienne chez celui de M. Delens.

Des faits aujourd'hui connus il résulte donc que la ligature élastique appliquée à l'ablation des tumeurs de la
langue semble donner, relativement à l'hémorrhagie *primitive*, une sécurité absolue ; mais que l'hémorrhagie *secondaire*, tout en étant plus rare qu'avec tout autre moyen,
ne saurait cependant être sûrement évitée par ce procédé.

Dans les jours qui suivent l'opération il y a ordinairement une salivation assez abondante. Mais un fait remarquable, et sur lequel insiste M. Delens, c'est que, dans le
plus grand nombre des cas, il n'y a pas de tuméfaction de
la langue ni des parties voisines. Quelquefois, on observe
bien de l'œdème du plancher buccal ; une fois même M. Delens a vu survenir un gonflement de toute la région sous-
maxillaire accompagné de tuméfaction des ganglions ; mais
jamais la respiration n'a eu à en souffrir. Nous devons cependant signaler ici un fait qui nous a été rapporté par
M. le professeur Courty (communication orale) et où les
choses se sont passées d'une façon moins heureuse. L'œdème
du plancher buccal et de la région sous-maxillaire fut si
considérable que la respiration fut gravement compromise
et que M. Courty s'attendait à se voir obligé de pratiquer
la trachéotomie. Mais des scarifications faites à propos firent
diminuer la tuméfaction et la gêne de la respiration.
Hâtons-nous d'ajouter qu'il s'agissait ici d'une tumeur de
la base de la langue, et que M. Courty avait passé un fil
par la région sus-hyoïdienne. L'opération différait donc du
procédé indiqué par M. Delens ; et il est juste de dire que
de pareils accidents n'ont pas encore été observés après
la *ligature intra-buccale proprement dite.*

Simon.   7

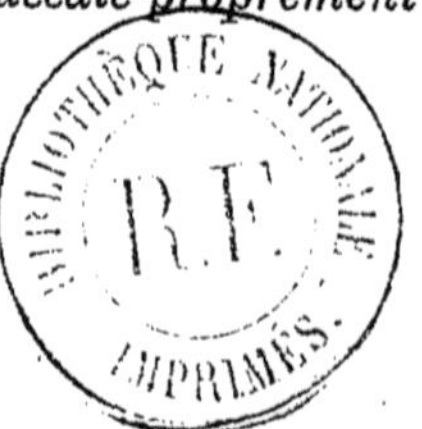

Il y a presque toujours un peu de difficulté de la déglutition, difficulté qui est en rapport avec le gonflement du plancher buccal ; toutefois, cette gêne qui entrave plus ou moins la déglutition des aliments solides n'a jamais été jusqu'à empêcher la déglutition des liquides ; si elle atteignait ces proportions, il faudrait recourir à la sonde œsophagienne.

L'application des ligatures n'est ordinairement suivie que d'une réaction inflammatoire insignifiante ou même nulle. Deux seulement des opérés de M. Delens ont présenté un peu d'élévation de température et un mouvement fébrile momentané. Les deux malades que nous avons observés n'ont pas eu la moindre fièvre.

En ce qui concerne la récidive, la ligature élastique ne présente rien de particulier : elle n'en met pas plus à l'abri que les autres procedés d'exérèse ; mais pas, plus que ces derniers, elle ne semble la rendre plus rapide.

OBSERVATION XXIII (personnelle).

Papillome de la langue. — Ligature élastique.

Prév. Ros. 56 ans, ménagère.

Dans le mois de septembre 1878, la malade a vu survenir sur le bord gauche de la langue un petit bouton, gros comme la tête d'une grosse épingle, bouton qui grossit petit à petit, tandis que sa surface devient irrégulière, « grenue » (tel est le terme dont se sert la malade). Pendant trois ou quatre semaines, douleurs très vives ; mais au bout de ce temps les douleurs disparaissent et ne reviennent plus. La tumeur n'occasionne plus que de la gêne de la parole et de la mastication.

La tumeur a acquis en trois ou quatre mois le volume qu'elle a maintenant et elle n'a pas augmenté depuis.

La santé générale est restée excellente. La malade est d'apparence très robuste et n'a jamais fait de maladie. Père mort à 59 ans de maladie inconnue. Mère morte à 55 ans d'une hydropisie.

Etat actuel. — Sur le bord gauche de la langue, à peu près à l'union des deux tiers antérieurs avec le tiers postérieur, existe une sorte d'excroissance charnue, irrégulière, plus grosse à son extrémité libre qu'à son point d'implantation, et comme un peu pédiculée. Cette excroissance n'est pas ulcérée; sa coloration et son aspect sont à peu près ceux que présente la muqueuse buccale. Elle a environ 1 centimètre et demi de longueur depuis son point d'implantation sur la langue jusqu'à son extrémité libre, 1 centimètre de longueur dans le sens antéro-postérieur. Sa consistance n'est pas dure,

Le tissu de la langue au delà du point d'implantation de la tumeur est absolument sain.

Le plancher de la bouche est parfaitement normal.

On ne sent pas de ganglions sous-maxillaires.

9 juillet. M. Duplay traverse la langue de bas en haut, en dedans du point d'implantation de la tumeur, avec une aiguille qui porte un fil élastique *double*. On a donc deux fils passés dans le trou qu'a fait l'aiguille. Chacun de ces fils a un chef sur la face supérieure de la langue, et un chef au-dessous de celle-ci. On réunit alors les chefs supérieur et inférieur de l'un des deux fils sur le bord de la langue, en avant de la tumeur, où on les lie en exerçant sur eux une constriction aussi énergique qne possible. On en fait autant pour les deux chefs du second fil, avec cette différence qu'on les réunit en arrière de la tumeur. De cette façon, les deux fils élastiques circonscrivent une portion de tissu lingual qui a la forme d'un V, dont le sommet correspond au point où a pénétré l'aiguille, et dont la base répond au point d'implantation de la tumeur.

On serre très énergiquement les fils.

La malade ne ressent qu'une légère douleur au moment où on lui traverse la langue avec l'aiguille. Mais une fois la constriction des fils opérée, la douleur est plus vive, quoique très supportable. La malade retourne chez elle après l'opération.

Après l'application des ligatures, on a coupé avec des ciseaux un petit morceau de la tumeur, sans que la malade s'en aperçoive et sans qu'il se soit écoulé une goutte de sang. Ce fragment examiné au microscope démontre que la tumeur est un *papillôme*.

Le 10. La malade dit avoir beaucoup souffert hier toute la journée (on ne lui avait doné aucun calmant) ; mais la douleur s'est apaisée vers le soir et elle a assez bien dormi la nuit.

Ce matin, elle souffre peu. La petite tumeur a une teinte grisâtre et semble se mortifier déjà. Elle est notablement flétrie et affaissée,

Le 11. La malade n'a presque pas souffert hier, et ce matin elle ne souffre plus du tout. Elle a parfaitement dormi la nuit. Jusqu'ici elle n'a pu prendre que des liquides. La petite tumeur commence à se désagréger.

Le 12. La malade ne souffre plus du tout. Elle a mangé un peu de pain hier.

Un morceau de la tumeur est tombée hier.

Le 14. La tumeur est bien près d'être complètement sectionnée elle ne tient plus que par un tout petit pédicule ; elle est tout à fait flétrie,

La malade se plaint d'avoir un peu souffert hier de sa langue. La cause en est évidemment dans ce fait que le fil élastique, en sectionnant, a produit une petite plaie qui frotte contre une dent inégale.

Le 15. La tumeur est tombée hier. Il reste à la place une plaie de la largeur d'une pièce de 20 sous, un peu plus large dans le sens antéro-postérieur que dans le sens vertical. Cette plaie est rosée et d'un bon aspect. Cependant le bord de cette plaie, à l'extrémité postérieure, est un peu dur.

Le 19. Là petite plaie s'est rétrécie de moitié et est à peine grosse aujourd'hui comme une pièce de 50 centimes. Elle a bon aspect. Les bords n'en sont pas indurés.

La malade ne souffre plus du tout et mange maintenant toute espèce d'aliment.

Le 31. La petite plaie n'a plus que les dimensions d'une grosse lentille.

Cautérisation au nitrate d'argent.

7 août. La plaie a encore diminuée ; elle est large maintenant comme une grosse tête d'épingle. Le tissu lingual est parfaitement souple tout autour.

Cautérisation au nitrate d'argent.

Le 14. La cicatrisation est compléte. Aucune induration autour de la cicatrice. Pas de ganglions sous-maxillaires.

La malade, qui n'est pas de Paris, repart pour son pays.

Observation XXIV (personnelle).

Epithélioma de la langue. — Opération avec la ligature élastique
par M. Duplay.

Ferr. (Pierre), 49 ans, plombier-gazier, entré le 3 juillet 1879, salle Saint-Louis, n° 34.

10 juillet. Au commencement d'octobre 1878, le malade s'est aperçu de la présence sur le bord gauche de la langue de deux petites taches blanches, non saillantes, séparées l'une de l'autre à peu près par l'épaisseur d'un doigt et siégeant, la postérieure vers le milieu du bord gauche de la langue, l'antérieure à un travers de doigt en avant de celle-ci. Ces taches avaient alors la grosseur d'une petite lentille. A ce moment le malade n'éprouvait aucune douleur ni spontanément ni pendant la mastication. Les petites taches s'agrandissaient sans cependant se rejoindre et sans s'ul-cérer.

Le malade consulte alors un médecin qui lui prescrit de prendre chaque jour 6 gr. de chlorate de potasse dans un peu d'eau sucrée, et une cuillerée à bouche de sirop de Gibert matin et soir.

Il y a deux mois, les taches s'étaient encore agrandies et étaient arrivées au contact l'une de l'autre. A ce moment, elles commen-cèrent à s'ulcérer, mais il n'y avait encore aucune tuméfaction, aucune saillie.

Il y a vingt-cinq jours, l'ulcération commença à prendre un peu l'aspect d'un champignon.

Depuis une quinzaine de jours seulement, le malade est gêné pour parler et pour manger, mais il n'éprouve pas de véritable douleur.

Etat actuel. — Il existe sur le bord gauche de la langue une tumeur ulcérée ayant à peu près la forme d'une plaque verticale appliquée de champ sur le bord de la langue (à environ 1 centim.). En arrière, elle s'étend jusqu'à l'union des deux tiers antérieurs de ce bord avec le tiers postérieur. Les bords de la tumeur sont constitués par une sorte de bourrelet saillant et dur. La surface de l'ulcération est rouge et bourgeonnante, excepté au centre, où il existe une petite excavation, une petite dépression grisâtre. L'induration de cette tumeur se prolonge dans le tissu lingual jus-qu'àprès de la ligne médiane.

Le plancher de la bouche semble sain. Il existe un ou deux ganglions vers l'angle de la mâchoire ; ces ganglions sont petits et durs.

Les dents sont en très bon état.

Le malade fume un peu, plutôt la pipe que le cigare. Il chique beaucoup, mais ne se sert que de la *chique en ficelle*, qui est moins forte que l'autre. Il lui arrive souvent de chiquer des bouts de cigare.

Le malade a toujours été d'une excellente santé et celle-ci ne s'est nullement altérée dans ces derniers temps.

Il a eu en 1849 une petite ulcération dans le sillon balano-préputial, qui a duré environ quinze jours, et n'a laissé aucune trace. En même temps que cette ulcération, il a eu deux bubons (un de chaque côté), qui ont été ouverts et ont donné issue à une assez grande quantité de pus.

Liséré plombique snr les gencives. Jamais d'accidents saturnins.

Père mort subitement, en 1836, « d'une attaque » ; mère morte en 1849 d'une hydropisie. Tous les deux avaient toujours été bien portants.

A un frère qui est très bien portant. Lui-même est robuste. Sa santé ne s'est pas altérée dans ces derniers temps.

Aujourd'hui 10 juillet. Opération sans chloroforme, par le procédé de M. Delens, La transfixion de la langue est peu douloureuse, mais la constriction des fils l'est au contraire beaucoup.

Le 11. Le malade a souffert très modérément hier. Il a un peu dormi dans la nuit.

Ce matin il ne souffre presque plus. Salivation abondante.

La langue est très modérément tuméfiée.

Pas de fièvre. Le malade prend sans difficulté les aliments liquides.

Le 12. Le malade souffre à peine. Il prend facilement des aliments liquides. Salivation abondante. La ligature a déjà commencé à couper. La tumeur présente une surface grisâtre et pulpeuse.

Haleine très fétide. Gargarisme au chlorate de potasse.

Le 14. Le malade ne souffre pas et n'éprouve plus que de la gêne pour manger et pour parler.

Salivation toujours abondante. Fétidité de l'haleine. La section du tissu lingual avance. Le malade se promène toute la journée dans les salles.

Le 16. La tumeur est en grande partie coupée. Salivation toujours abondante, et haleine toujours fétide. Le malade dort bien.

Le 17. Salivation toujours abondante. Aucune douleur. Le malade mange facilement des bouillies et des potages. La tumeur ne tient plus que par quelques filaments minces. On la fait tomber en la touchant. Il reste alors une plaie de bon aspect, rouge et granuleuse,

Cette plaie est irrégulièrement ovale, à grand diamètre antéro-postérieur, mesurant environ 4 cent. de longueur; à petit diamètre vertical, mesurant 2 cent. dans la plus grande hauteur.

Le 21. La plaie s'est déjà notablement rétrécie et semble marcher rapidement vers la cicatrisation. Les bords en sont un peu indurés.

La salivation a beaucoup diminué.

Le 28. La plaie s'est encore considérablement rétrécie ; elle est maintenant presque linéaire. Cautérisation au nitrate d'argent.

10 août. La plaie est presque complètement cicatrisée. Il ne reste plus que deux petits points exulcérés, de la largeur d'une petite lentille. Mais ils sont supportés par une base peu indurée, surtout en dedans de la cicatrice.

OBSERVATION XXV.

(Communiquée par M. Valude, interne du service).

G... (Prosper-Charles), 62 ans, entré le 7 octobre 1878 à l'hôpital Necker, salle Saint-Pierre, lit n° 10, service de M. le Dr Monod, suppléant M. le professeur Broca.

Pas d'antécédents de famille.

Antécédents personnels : douleurs rhumatismales à l'âge de 24 ans, avec quelques retours de temps en temps.

A commencé à fumer la pipe à l'âge de 20 ans et a toujours continué. Mais il ne se servait pas habituellement du vrai brûle-gueule.

Il y a quatre mois il commença à ressentir des picotements sur le côté droit de la langue. A ce niveau il remarqua l'existence d'une petite ulcération très superficielle de la largeur d'une lentille.

Il cessa de fumer, mais néanmoins le mal empira, l'ulcération s'agrandit.

Jamais d'hémorrhagie.

Douleur fort modérée, pas de retentissement dans l'oreille.

Le malade éprouve une certaine gêne pour manger, mais il n'a pas maigri et son état général est resté très satisfaisant. La mine est bonne et la constipation paraît vigoureuse.

A l'examen local, la langue offre sur le côté droit une ulcération saillante, rouge, non saignante, allongée sur le bord de la langue, d'une longueur de 3 cent. environ sur 2 de large.

Nombreuses plaques de psoriasis sur le reste de la langue et aux commissures.

L'ulcération [repose sur une base dure mais ne s'étendant pas loin dans le parenchyme lingual.

Pas de ganglions.

Au cœur, premier bruit un peu prolongé et un peu soufflant.

Opération. Le 17 octobre, l'opération est pratiquée par le procédé de M. Delens avec un fil de caouchouc de 2 mill. 2/3 de diamètre.

Le malade est endormi et supporte très bien le chloroforme.

On lie une première fois chaque anse du fil élastique ; la tumeur devient violacée.

Puis, en examinant les anses de nouveau, on reconnaît qu'elles peuvent être resserrées davantage et on augmente la constriction qu'elles doivent exercer. L'anse antérieure, à cette seconde opération, sectionne la partie correspondante de la tumeur qui devient blanche en partie. Il s'écoule un peu de sang. Dans la journée, le malade souffre pendant quatre heures environ mais la douleur es très supportable.

Pas de fièvre. Bonne nuit.

18 octobre. Un peu de grenouillette sanguine ou plutôt d'infiltration sanguine sous la langue. Le malade a bien dormi, pas de fièvre.

Les suites sont très bonnes. La tumeur s'affaisse, se dessèche, prend un aspect jaunâtre, couleur feuille morte et tombe par petits débris.

Le 26. Pas le moindre mouvement fébrile depuis l'opération.

Aujourd'hui. écoulement de sang assez abondant dont on n'a pu mesurer la quantité.

Le 27. Chute de l'eschare le matin après la visite sans hémorrhagie.

Le 28. Surface granuleuse, rosée bourgeonnante. Léger suintement purulent.

Perte de substance très peu considérable. Légère encoche.

Bords de l'ulcération rouges, non indurés.

Le malade sort avant la complète cicatrisation de la plaie.

Le malade, revu quelques mois après sa sortie de l'hôpital, avait une récidive dans les ganglions du cou qui formaient une énorme tumeur. Mais rien dans la langue.

OBSERVATION XXVI.

**Epithélioma de la langue. — Ablation par la ligature élastique.
Hémorrhagie secondaire. — Guérison relative.**

(Communiquée par M. Leroux, interne du service).

L... (François), 54 ans, entré le 15 juillet 1879, à l'hôpital de la Pitié, salle Saint-Louis, lit n° 16, service de M. le Dr Delens, suppléant M. le professeur Verneuil.

Homme robuste, la poitrine large, bombée, habitus d'emphysémateux ; jamais d'attaque de rhumatisme articulaire. Il est arthritique ; ses urines sont souvent troubles ; par le repos, au fond du vase qui les contient, dépôt rougeâtre.

Il fume la pipe depuis de longues années.

Début au mois de janvier ; il éprouve une douleur légère dans la langue, il touche le point douloureux et sent une petite induration de la muqueuse sur le côté droit de la langue, un peu en avant du V lingnal. Il consulte un pharmacien qui lui fait quatre cautérisations superficielles ; dès lors il souffre davantage et le mal augmente. Il entre à l'hôpital le 15 juillet .

Actuellement on sent sur la partie profonde du côté droit de la langue, un peu en avant de la branche correspondante du V lingual une petite tumeur du volume d'une noisette, assez dure, adhérente à la muqueuse et confondue avec elle. A sa surface une érosion ovalaire de 2 centim. 1/2 de long et 1 centim. de hauteur. Cette ulcération est granuleuse, végétante et saigne assez facilement, Elle est le siège d'élancements assez vifs et correspond aux molaires sur lesquelles elle frotte.

Bon état général; à droite on sent un petit ganglion sous-maxil laire, du volume d'un noyau de cerise, très-dur et roulant sous le doigt.

4 août. M. Delens fait l'ablation de la tumeur par la ligature élastique. Trois fils élastiques circonscrivent la tumeur.

Le 5. Les douleurs sont très vives et le malade n'a pu dormir de la nuit. Déglutition impossible. Gargarismes au chloral.

Le 8. Haleine extrêmement fétide. Gène dans la déglutition. Les douleurs paraissent calmées depuis deux jours. L'eschare se délimite. Il s'est fait dans la région sus-hyoïdienne une infiltration sanguine qui donne lieu à de l'empâtement de la région et à une coloration ecchymotique des téguments.

Le 10. Hémorrhagie secondaire très abondante; sang rouge, artériel, provenant probablement de la partie postérieure de la langue. On ne peut voir le point précis d'où il s'écoule. En quelques secondes le malade perd ainsi plus de trois verres de sang. On fait de suite la compression digitale sur le sillon postérieur tracé par la troisième ligature, en pressant le moignon de la langue entre l'index et le médius introduits dans la bouche et le pouce refoulant la région sus-hyoïdienne. Le sang est arrêté après trois quart d'heures de compression.

La fétidité de l'haleine devient les jours suivants de plus en plus epoussante, la suppuration sanieuse assez abondante et pendant quelques jours le malade est fébricitant.

Il s'agit évidemment d'une hémorrhagie secondaire favorisée par la septicémie et provoquée par l'isolement de l'eschare de la langue. Cette eschare est assez mobile et tombe au bout de quelques jours. L'amélioration marche dès lors rapidement et le malade sort à peu près guéri vers le 10 septembre.

Observation XXVII (1).

Cancroïde de la langue. — Ablation par la ligature élastique.

Par le Dr Notta, chirurgien de l'hôpital de Lisieux, etc.

M. L..., âgé de 66 ans, d'une bonne santé habituelle, sans antécédents syphilitiques, vit apparaître, il y a dix-huit mois, sur la
partie latérale droite de la langue, à 3 centimètres en arrière de
son extrémité libre, une petite ulcération pour laquelle il me consulta. Je prescrivis l'usage des pastilles de chlorate de potasse
(huit à dix par jour) appliquées entre la joue et la gencive, au niveau de l'ulcération. L'ulcération parut se cicatriser, et pendant un
an le malade se trouva tellement soulagé qu'il se crut guéri. Il y a
cinq mois, l'ulcère reparut de nouveau, puis il devint le siège de
douleurs lancinantes. Le malade vint de nouveau me consulter.
L'ulcération était beaucoup plus grande que la première fois et
avait environ 1 centimètre de diamètre, très légèrement indurée, à
bords anfractueux. Elle présentait tous les caractères d'un épithélioma : pas d'engorgements ganglionnaires, pas de dents sur la
mâchoire dont la présence puisse expliquer l'existence de l'ulcère.
Je proposai l'ablation qui fut acceptée.

Le 23 septembre, je pratiquai l'opération à l'aide de la ligature
élastique telle que l'emploie M. Delens Le malade, assis sur
une chaise, fut préalablement chloroformé. Une fois endormi, un
bouchon fut maintenu entre les mâchoires, du côté opposé à l'ulcère, de manière à maintenir leur écartement. Puis la pointe de la
langue, saisie avec une pince de Museux, fut tirée et maintenue
au dehors par un aide.

Une aiguille munie d'un fil carré de caoutchouc, dont elle occupe
la partie moyenne, traverse de bas en haut la langue à 1 centimètre
en arrière et en dedans de l'ulcération. Ressortie à la face supérieure de la langue, l'aiguille est reportée I centimètre en avant et
en dedans de l'ulcération ; là elle traverse de nouveau la langue de
haut en bas : on a ainsi deux fils qui vont d'un trou à l'autre, d'ar-

(1) Cette observation a été publiée dans l'*Année médicale*, journal de
la Société de médecine de Caen et du Calvados, numéro de septembre
1879.

rière en avant, sur la face dorsale de la langue. Un des fils es coupé à la partie moyenne et chacun de ses chefs est noué avec le chef qui lui correspond et qui est au-dessous de la langue. De cette façon la tumeur est limitée en avant et en arrière. Quant au fil qui n'a pas été coupé sur la face supérieure de la langue, nous retrouvons ses deux chefs à la face inférieure de la langue et nous les serrons fortement. Il résulte de cette disposition que l'ulcération se trouve entourée de tous côtés par le fil constricteur. Pour nouer ensemble les deux extrémités de chaque fil, nous avons employé le procédé indiqué par M. Delens, et il nous paraît donner complètement la tension maximum de la partie moyenne de l'anse.

La douleur qui suivit l'opération fut très modérée. Bouillon-tapioca.

Le lendemain la tumeur était noire, gangrenée. Pas de gonflement de la langue. Odeur et goût désagréables pour le malade auquel nous prescrivons un gargarisme au chlorate de potasse. Apyrexie.

2 octobre, chute des ligatures et de le portion mortifiée. Il reste une plaie rose en voie de cicatrisation.

Le 21, l'échancrure qui existait à la langue est comblée. Il n'y a aucune apparence de récidive, et le malade ne ressent aucun élancement dans la cicatrice.

Nous avons publié cette observation parce qu'elle confirme de tout point l'intéressant travail de M. Delens sur l'emploi de la ligature élastique pour l'ablation des tumeurs de la langue. Comme on a pu le voir par les détails de l'observation, le procédé est d'une extrême simplicité, médiocrement douloureux; il met à l'abri des hémorrhagies qui viennent si souvent compliquer les opérations sur la langue, et par conséquent on ne saurait trop le vulgariser.

N.-B. — Au mois de janvier suivant (1878), la maladie commença à se reproduire; et le 24 février 1878, je procédai à une nouvelle opération de tout point semblable à la première. A la fin de mars, le malade semblait guéri. Mais un mois après, il y avait une nouvelle récidive, et, cette fois, les ganglions se prirent; la base de la langue s'indura, et le malade succomba vers le mois d'août.

CHAPITRE II.

INVERSION UTÉRINE.

La ligature élastique a été employée cinq fois jusqu'à
ce jour pour le traitement de l'inversion utérine. C'est à
M. le professeur Courty, de Montpellier, que revient l'honneur d'avoir montré le parti qu'on pouvait tirer des liens
de caoutchouc pour l'ablation de l'utérus renversé.

Déjà, depuis quelque temps, le savant professeur avait
renoncé à tous les procédés ordinairement employés pour
cette opération, comme exposant tous plus ou moins à des
accidents graves, tels que l'hémorrhagie, la péritonite, les
douleurs intolérables, les complications nerveuses, etc., et
ne se servait plus que de la ligature ulcérative. Toutefois
celle-ci n'était pas exempte de quelques inconvénients : trop
peu serrée, elle n'agissait pas suffisamment ; trop serrée,
elle déterminait des phénomènes d'étranglement ; elle né-
cessitait donc l'emploi d'un serre-nœud avec lequel on pût
augmenter progressivement la constriction et la maintenir
à un degré convenable. Mais l'obligation de laisser l'instrument sur l'utérus et de le resserrer très fréquemment

pendant plusieurs jours compliquait un peu l'emploi de ce procédé. Aussi dès que M. Courty eût été à même d'apprécier ies bons effets de la ligature élastique dans les fistules à l'anus et l'ablation d'un grand nombre de tumeurs, il résolut de l'appliquer à l'avenir à l'ablation de la matrice renversée. Et, en 1874, une femme atteinte de cette infirmité lui ayant été amenée, il se servit pour la première fois du lien élastique : il eut un plein succès. Quelque temps après, consulté par un de ses anciens élèves, M. le Dr Arles, pour un cas semblable, M. Courty lui conseilla d'avoir recours à la ligature élastique, qui donna, dans ce cas encore, les meilleurs résultats.

Depuis, M. Courty a eu encore une fois l'occasion d'appliquer ce mode de traitement; et le succès a couronné cette troisième tentative : « Ces trois malades, dit M. Courty (Traité des maladies de l'utérus, troisième édition, p. 738), se sont parfaitement rétablies, sans avoir jamais couru aucun danger, à tel point que je suis porté à regarder aujourd'hui ce procédé comme ne pouvant être comparé à aucun autre pour la sécurité autant que pour l'efficacité. »

Aux faits précédents sont venus s'en ajouter deux autres qui ont été communiqués, cette année même, à la Société de chirurgie : l'un d'eux appartient à M. le Dr Chauvel, et l'autre à M. le Dr Jude Hue, de Rouen.(Nous en donnons plus loin les observations.) Bien que, dans ces deux cas, les choses ne se soient pas passées d'une façon aussi complètement heureuse que dans ceux de MM. Courty et Arles, les malades ont cependant parfaitement guéri.

Donc, sur cinq cas d'inversion utérine traités par la liga-

(1) Cette observation a été lue à l'Association française pour l'avancement des sciences en 1876.

ture élastique et connus jusqu'à ce jour, il y a eu 5 succès et si les faits sont encore trop peu nombreux pour permettre de juger définitivement la méthode, ils sont du moins très encourageants.

L'opération est ici, comme du reste dans la plupart des cas où en emploie la ligature élastique, d'une simplicité extrême, et ne nécessite aucun instrument spécial : on amène doucement la tumeur au-dessous de la vulve avec

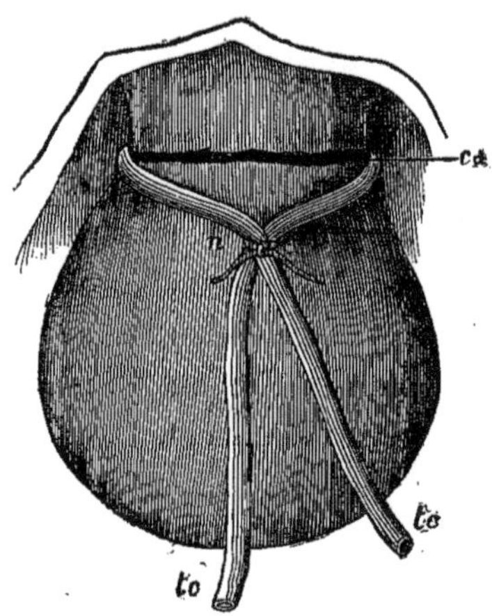

1) Cette figure représente un utérus inversé dont on doit pratiquer l'ablation par la ligature élastique ; *ca*, sillon creusé de 2 ou 3 millimètres tout autour du pédicule, au niveau du col, à l'aide du cautère actuel, pour recevoir le lien élastique ; *tc*, tube de caoutchouc ; *n*, nœud de fil ciré, serrant fortement le tube de caoutchouc distendu, pour en maintenir la constriction.

les doigts, ou, au besoin, avec des pinces-érignes comme l'a fait M. Courty. On peut alors appliquer immédiatement

(1) Cette figure est empruntée au Traité des maladies de l'utérus, de M. le professeur Courty, 3e édition.

le lien de caoutchouc sur le pédicule de la tumeur. Mais nous croyons qu'il est préférable de tracer auparavant un sillon autour du pédicule (comme le conseille l'éminent professeur de Montpellier et comme l'a fait M. Chauvel), soit avec le fer rouge, soit avec le thermo-cautère qu'on chauffera au rouge sombre. Ce sillon « présentera, dit M. Courty, le double avantage de tracer la voie à la ligature et de rendre moins douloureuse, si ce n'est insensible, la première impression de celle-ci. »

On pourra aussi imiter la pratique de M. Chauvel qui, une fois la tumeur attirée hors de la vulve, la comprime doucement pour en chasser le sang, presse entre deux doigts son pédicule, de bas en haut, dans le but de repousser une anse d'intestin qui aurait pu s'engager dans la cavité de l'utérus inversé. M. Chauvel applique alors sur le pédicule, et au-dessous des doigts, l'anse métallique d'un serre-nœud dont la constriction est poussée jusqu'à ce que le sang cesse de suinter à la surface ; et après cela seulement, il trace le sillon au fer rouge et place la ligature élastique, puis il retire le serre-nœud.

Le lien élastique est fixé avec un fil de chanvre ciré qu'on arrête par un double nœud. M. Chauvel recommande de conserver aux chefs du lien élastique, ainsi qu'aux bouts du fil ciré, une longueur assez grande pour que, la tumeu rentrée dans le vagin, ils sortent hors de la vulve et servent de guide en cas de besoin.

En ce qui touche la constriction à exercer, nous pensons qu'elle devra, selon le conseil de M. Courty, être faible le premier jour pour ne devenir énergique que le lendemain.

Une fois l'anse élastique appliquée et fixée, on lave l'utérus avec une solution phéniquée à 1 pour 100 ; on nettoie le vagin à l'aide de quelques injections détersives, et on repousse doucement la tumeur au fond du vagin :

Les soins consécutifs consistent simplement :

1° En injections faites avec beaucoup de douceur au fond du vagin, au moins quatre fois par jour, et pour lesquelles on se sert soit d'eau tiède et de coaltar saponiné de Lebœuf (Courty), — soit d'une solution phéniquée à 1 pour 100, ou encore, si celle-ci détermine des douleurs, d'une solution de chlorure de zinc à 2 grammes par litre (Chauvel) ;

2° En calmants destinés à prévenir ou à atténuer la douleur, et parmi lesquels il faut placer en première ligne l'opium, qui joint à son action calmante l'avantage d'assurer l'immobilité de l'intestin et la constipation.

L'exécution opératoire ne demandant que quelques minutes est exempte de douleur, ce qui, chez la malade de M. Hue, avait la plus grande importance ; car cette femme était si faible qu'il lui eût été absolument impossible de supporter le chloroforme.

Quant à la douleur consécutive, elle est variable.

Dans le cas de M. Courty, dont l'observation a été communiquée à l'Association française pour l'avancement des sciences (1876) (1), la douleur consécutive à l'opération fut *modérée* et *aisément* combattue par des injections sous-cutanées de morphine qu'il ne fut pas nécessaire de continuer plus de deux jours.

Dans l'observation de M. Chauvel, il y eut des douleurs violentes après l'opération, mais elles furent calmées avec des pilules d'extrait thébaïque, une potion de chloral, et une injection sous-cutanée de morphine. D'ailleurs, M. Chauvel, contrairement à la recommandation de

(1) Voir cette observation à la fin du chapitre.

Simon. 8

M. Courty, avait *d'emblée* serré *assez fortement* le lien
élastique. Et l'on sait que la douleur, les accidents nerveux et les symptômes caractéristiques de l'étranglement
sont ici une conséquence fréquente des ligatures rapidement serrées. Il est donc permis de penser que les douleurs
qui ont suivi l'opération de M. Chauvel et qui ont, du reste,
été facilement calmées, ne se seraient pas produites ou auraient été beaucoup moindres, si la précaution recommandée par M. Courty avait été prise.

Une complication plus sérieuse, mais n'ayant pas eu de
suite fâcheuse, est survenue chez la malade de M. Jude
Hue : une hémorrhagie grave apparut 12 ou 15 heures après
l'opération, se prolongea pendant plusieurs heures et ne
put être arrêtée que par un tamponnement régulier du
vagin

Dans la discussion qui eut lieu à la Société de chirurgie (1) à propos de ce fait, M. Amédée Forget prétendit
qu'il eût été préférable de se servir du serre-nœud ou de
l'écraseur à la place de la ligature élastique, et que, peut-
être, par l'emploi de ces moyens, on eût évité l'hémorrhagie grave qui a suivi la ligature.

Mais il convient ici de se poser tout d'abord une question : l'hémorrhagie doit-elle être attribuée à la ligature
élastique ?

M. Jude Hue semble n'en pas douter. Voici, en effet, ce
que dit ce chirurgien dans les réflexions dont il fait suivre
son observation :

« La marche de cette opération n'a point été la même
que celle des deux opérations antérieures (celles de

____

(1) Séance du 11 juin 1879.

MM. Courty et Arles). Le resserrement de la ligature n'a eu lieu que le vingt-neuvième jour, sa chute que vers le quarantième jour. L'utérus, loin de tomber en masse, s'est dépouillé d'abord de ses parties molles et musculaires qui se sont exfoliées progressivement ; puis l'espèce de moignon fibreux restant s'est recoquevillé et a disparu à son tour, sans que j'en aie recueilli d'autre parcelle que celle que j'ai excisée d'un coup de ciseaux. Devant cette différence de marche, on peut se demander si l'anneau de caoutchouc a été maintenu assez serré. Voici ma réponse ; les conditions dans lesquelles j'ai pratiqué la ligature élastique de l'utérus ne sont point du tout les mêmes que celles dans lesquelles MM. Courty et Arles ont eu à intervenir. Ceux-ci ont vu venir leurs malades dans leur cabinet et ont posé leur ligature sur un utérus qui avait opéré presque complètement son évolution et dont les tissus, par conséquent, avaient repris à peu près leur fermeté et leur volume normaux.

J'ai dû lier, *in extremis*, et comme dernière ressource, pour empêcher une femme de mourir d'hémorrhagie, un utérus extrêmement friable, gros encore comme le poing. J'ai dû craindre de trop serrer de peur que le caoutchouc n'agît par section sur la muqueuse ramollie, au lieu d'agir par ulcération, et de voir survenir une hémorrhagie foudroyante. La perte, dans la nuit qui suivit l'opération, me prouva combien j'avais eu raison, aussi, avais-je choisi le caoutchouc le plus souple et le plus élastique que j'avais pu trouver, afin que son action toujours douce restât longtemps efficace. »

Pour nous, nous ne croyons pas que l'hémorrhagie qui survint dans ce cas soit imputable à la ligature élastique.

Examinons en effet, dans quelles conditions s'est produit cet accident : nous voyons d'abord qu'il est survenu 12 ou 15 heures seulement après l'application d'une ligature qui, d'après les renseignements donnés par M. Jude Hue et d'après le temps que la tumeur a mis à se détacher, semble avoir été bien peu serrée; or il nous paraît difficile d'admettre qu'un lien de caoutchouc choisi aussi souple qu'on avait pu le trouver, et exerçant une constriction aussi faible, ait été capable de déterminer par lui-même une hémorrhagie au bout de quelques heures seulement. Car, ne l'oublions pas, la ligature élastique, surtout quand le lien est aussi souple et aussi faiblement serré qu'il l'était ici, n'agit pas par section; elle agit et ne peut agir que par ulcération ou mortification; et ni l'ulcération, ni la mortification des tissus n'avaient eu le temps de se produire.

D'un autre côté, il importe de remarquer que la malade, depuis longtemps déjà, ne cessait pour ainsi dire pas, d'avoir des hémorrhagies, à tel point que « son existence, dit M. Jude Hue, n'avait été depuis quatre mois qu'une longue hémorrhagie » et qu'elle était arrivée à ce degré d'anémie extrême qui prédipose tant aux hémorrhagies. N'est-il pas assez naturel d'admettre, dans ces conditions, que les mêmes causes auxquelles se rattachaient les hémorrhagies antérieures à l'opération ont bien pu, à elles seules, occasionner la perte qui est survenue après l'application de la ligature et qui a peut-être, trouvé une occasion nouvelle de se produire dans les manœuvres de l'opération, si légères et si courtes qu'aient été ces manœuvres ? En ce qui nous concerne, nous sommes très enclin à adopter cette explication et à croire que l'hémorrhagie s'est faite non pas au niveau du lien élastique et par son fait, mais sur toute la surface de la tumeur et sous les mêmes influences qui occasionnaient déjà à tout instant cet accident avant l'opération.

Eût-il mieux valu, dans un cas de cette nature, employer l'écraseur ou le serre-nœud, comme M. Forget en a exprimé l'opinion dans la discussion qui eut lieu à la Société de chirurgie à propos de l'observation de M. Jude Hue ? C'est ce que nous allons maintenant examiner.

Et d'abord, si on admet avec M. Jude Hue que l'hémorrhagie fut la conséquence de la section trop rapide de la muqueuse ramollie, il est naturel de supposer que l'écraseur eût, bien plus encore, amené cet accident, puisque l'action de cet instrument est autrement rapide et brutale que ne le fut, à coup sûr, celle du lien élastique employé dans ce cas.

En outre, l'écraseur ne met pas à l'abri de l'hémorrhagie comme semble le croire M. Forget ; il y expose au contraire comme ne le prouve que trop le cas si malheureux rapporté par Aran (Leçons sur les maladies de l'utérus, p. 914), où l'opération pratiquée avec l'écraseur, et conduite avec la plus grande prudence (on serrait la chaîne d'un cran toutes les 5 minutes seulement, et, à la fin, d'un cran toutes les 4 minutes, si bien que la section dura sept quarts d'heure), n'en eut pas moins les plus funestes conséquences. De vives douleurs se développèrent à la fin de l'opération et furent suivies de tous les symptômes d'une péritonite suraiguë ; la malade mourut 59 heures après l'opération. L'autopsie montra qu'il s'était fait un vaste épanchement sanguin dans l'abdomen, et qu'il existait au fond du bassin une ouverture faisant communiquer librement la cavité abdominale avec le vagin. Cette ouverture était formée par la partie de l'utérus sectionnée par l'instrument, laquelle était remontée dans l'abdomen : la surface de section, inégale, irrégulière, taillée obliquement de haut en bas et de dehors en dedans, montrait encore les orifices vasculaires qui avaient fourni l'hémorrhagie.

Un pareil fait nous paraît mériter d'être médité, et doit rendre circonspect dans l'emploi de l'écraseur.

Voici, du reste, les réflexions qu'il inspirait à Aran : «Cette observation montre, contre toute attente, que l'écraseur linéaire employé, même avec une très grande prudence et une très grande lenteur puisque la section d'une tumeur aussi volumineuse a pris près de deux heures, ne met pas à l'abri des hémorrhagies même d'hémorrhagies très abondantes. . . . . , ...L'écraseur linéaire, ce remarquable instrument de la chirurgie moderne, ne paraît donc pas applicable à l'extirpation de l'utérus invaginé, en tant que moyen de pratiquer avec sûreté, cette redoutable opération; en sus de ce que la coupe oblique qu'il ouvre dans les tissus déchire un très grand nombre de vaisseaux, le tissu utérin lui-même, à cause de sa résistance, se prête peu à l'attrition, nécessaire pour qu'il n'y ait pas d'hémorrhagie. »

Il est vrai que M. Denucé (de Bordeaux) a conseillé un perfectionnement dans l'emploi de l'écraseur, perfectionnement qui consiste à faire la section très lentement, en 24, 36 ou 48 heures. Mais M. Courty (1) trouve néanmoins cet instrument « trop périlleux pour conseiller de l'employer même avec le perfectionnement qu'y a apporté M. Denucé et qui lui a réussi chez un malade. L'hémorrhagie, ajoute le savant professeur, n'est pas le seul danger de l'opération. L'ouverture de la cavité péritonéale, la péritonite consécutive, les douleurs atroces qui sont produites par l'étran-

____

(1) Traité des mal. de l'utérus, 3e édition, p. 735.

glement de l'organe et qui favorisent tant le développement de cette péritonite, sont autant de raisons qui nous font rejeter l'écrasement linéaire presque à l'égal de l'excision. Il est à craindre que le même procédé d'écrasement de M. Denucé ne permette pas toujours d'éviter l'hémorrhagie ni l'ouverture de la cavité péritonéale; ce ne serait pas trop de l'association de la morphine et du chloral, si l'on entreprenait cette opération, pour la rendre tolérable. »

Nous doutons qu'une malade, dans l'état où était celle de M. Hue, eût pu supporter une semblable opération.

Le serre-nœud employé de la même façon que l'écraseur est évidemment passible des mêmes reproches.

Il donne, au contraire, de bons résultats (et M. Cazin vient d'en publier un cas très remarquable) lorsqu'il agit, non plus en sectionnant les tissus, mais en ulcérant le point sur lequel il exerce sa constriction et en amenant le sphacèle de la tumeur. Il met alors plusieurs jours à provoquer la chute de celle-ci, et il agit absolument comme la ligature élastique. Mais son emploi est un peu plus compliqué et nécessite un instrument spécial, qu'il faut laisser en place et resserrer à chaque instant jusqu'à la chute de l'utérus. Pour cette raison, nous lui préférons la ligature élastique qui nous paraît plus commode.

La ligature élastique semble exposer moins que tout autre procédé aux dangers de la péritonite et de la résorption purulente. Car, ainsi que le fait observer M. J. Hue, « quel moyen d'exérèse pourrait avec moins de tiraillement s'insinuer dans le tissu utérin, diviser la petite surface péritonéale qui tapisse le canal cervical et favoriser mieux la production d'adhérences séreuses avant le détachement du moignon.

(1) Bulletins de la Soc. de chirurgie, t. V, p. 537 et 538 ; nouvelle série

« Elle me paraît, ajoute ce chirurgien, donner encore plus de garantie contre la *résorption purulente*. En effet, en raisonnant par analogie, elle doit oblitérer, avant de les rompre, les voies de l'absorption, comme elle fait pour les vaisseaux sanguins. Il séjourne bien un assez long temps dans le vagin une masse qui se décompose, mais la surface absorbante n'existe pas. Le fil lui-même ne se laisse pas pénétrer par les liquides putrides, ce qui n'empêche point l'indication formelle des lavages antiseptiques. »

Du reste, les données de la clinique sont conformes à ces vues théoriques, et il est curieux de voir comme l'opération dans les faits que nous connaissons, a été bien supportée et a déterminé peu de réaction.

En ce qui touche la malade de M. Huë, voici ce que dit ce chirurgien lui-même dans son travail :

« En résumé, la ligature élastique a enlevé le corps de l'utérus sans provoquer, je ne dis point un soupçon de péritonite ou de fièvre. mais le plus faible gonflement, la plus légère sensibilité du ventre. L'absence complète de toute espèce de réaction est le fait qui m'a particulièrement frappé. Nous n'avons pas même eu besoin d'immobiliser l'intestin par la plus petite dose d'opium, et le sixième jour une selle spontanée se produisait. »

Chez les deux autres malades dont nous avons les observations détaillées, les suites de l'opération, tout en ayant été moins complètement satisfaisantes, n'ont cependant présenté que des accidents de bien peu d'impotance.

L'observation de M. Courty dit « qu'aucun accident ne se déclara, qu'il n'y eut aucun symptôme de péritonite proprement dite, mais qu'il survint de la tension, de l'endolorissement à l'hypogastre, de la douleur par la miction urinaire, et la nécessité d'extraire de temps en temps l'urine par la sonde. »

Dans le cas de M. Chauvel, il y eut un peu d'élévation de température dans les quatre ou cinq premiers jours, mais elle ne dépassa jamais 38,5 le soir et 37,6 le matin.

Bien que nous n'ayons pas de détails sur la seconde malade de M. Courty ni sur celle de M. Arles, les suites de l'opération semblent avoir été aussi, dans ces deux cas extrêmement bénignes.

Le moment auquel se fait la chute de la tumeur est très variable. Ainsi, dans le cas de M. Chauvel, l'utérus est tombé le 11e jour; dans celui de M. Arles, le 12e jour, dans celui de M. Courty, le 14e jour; enfin, dans celui de M. Huë, le 42e jour. Ces différences tiennent évidemment, ainsi que le faisait remarquer M. Guéniot, à des conditions complexes telles que : la friabilité et la masse des tissus, le degré de striction exercé par le lien élastique, la forme et le calibre de celui-ci.Mais nous manquons de renseignements sur ces diverses conditions, et il est impossible d'établir, pour le moment, la part qui revient à chacune d'elles. Nous croyons cependant que le degré de constriction contribue pour un très grande part à la rapidité avec laquelle la tumeur se détache. Ainsi, on se rappelle que M. J. Huë avait, à dessein, placé une ligature extrêmement peu serrée dans la crainte que cette ligature ne fît une section trop rapide de la muqueuse ramollie et friable. Or, tandis que dans les trois autres cas, l'utérus est tombé à une époque qui a peu varié pour chacun de ces cas, la chute de la tumeur a tardé ici beaucoup plus à se produire, puisqu'elle n'a eu lieu que le 42e jour; et il est difficile de ne pas voir entre la faiblesse de la striction opérée et cette lenteur dans la chute de la tumeur un rapport de cause à effet.

En ce qui touche le calibre du lien employé, M. Chauvel seul s'est expliqué d'une façon précise : il a employé un tube à drainage de 4 millim. de diamètre environ. M. Courty dit seulement, sans préciser davantage, qu'il s'est servi d'un « tube de caoutchouc. » Quant à M. Huë, il est encore moins explicite puisqu'il parle d'un « anneau en caoutchouc» sans dire si cet anneau était aplati ou cylindrique, plein ou creux, petit ou gros.

Dans un cas semblable à celui du chirurgien de Rouen, où on craindrait la section trop rapide des tissus, nous conseillerions volontiers d'employer un gros tube à drainage Ce tube, en s'aplatissant sous l'influence de la traction qu'on lui fait subir, agit sur une trop large surface pour qu'il lui soit possible de sectionner les tissus ; il ne peut alors agir qu'en les comprimant, les ulcérant et les mortifiant.

Pour résumer maintenant en quelques mots les réflexions que nous avons exposées dans ce chapitre sur le traitement de l'inversion utérine par la ligature élastique, nous dirons que :

L'opération est d'une exécution facile, rapide, et exempte de douleurs. Elle ne nécessite pas l'emploi du chloroforme :

Les douleurs qui peuvent survenir consécutivement cèdent facilement sous l'influence des calmants ;

La péritonite, la résorption purulente, les accidents nerveux semblent moins à craindre qu'avec les autres procédés ;

Et quant à l'hémorrhagie, si elle s est produite une fois après la ligature élastique, il est juste de remarquer que, d'une part, on peut se demander si elle est imputable à cette dernière, et que, d'autre part, les autres procédés ne mettent pas à l'abri de cette complication.

Observation XXVIII.

(Par M. le professeur Courty, de Montpellier, Annales
de gynécologie, 1876).

Une sage-femme d'une ville voisine, m'amena, au mois de janvier 1874, une jeune femme dont la vie était doublement menacée par les hémorrhagies graves produites par une inversion utérine dont elle était atteinte depuis quelques mois, et par la position sociale exceptionnelle que causait à cette infortunée une grossesse illégitime, condition première de son accident. Il y avait déjà six mois que l'accident avait eu lieu clandestinement, et s'il s'était produit un renversement de matrice, c'était par suite de la manière même dont cet accouchement avait dû se faire, par l'insuffisance de secours et par l'ignorance de la sage-femme, laquelle avait exercé des tractions intempestives et immodérées sur le cordon, la femme étant debout, pour extraire le délivre.

Depuis ce temps, la malade était en proie à des métrorrhagies, dont l'abondance et la fréquence l'avaient rendue si pâle et si maigre qu'elle pouvait à peine quitter le lit. Dans ces conjonctures, il était urgent de rendre à sa famille et à son entourage une malheureuse créature dont la consomption semblait-faire tous les jours de nouveaux progrès.

Aussi, huit jours après l'époque présumée des règles (je dis présumée, car les métrorrhagies empêchaient de la déterminer avec certitude), j'essayai de réduire l'organe par ma méthode, c'est-à-dire le col étant retenu par deux doigts de la main gauche introduits dans le rectum et courbés en crochet, pendant que la main droite refoule le corps de proche en proche à travers l'orifice cervical ; mais, bien que la malade fût convenablement chloroformée, je ne pus parvenir à faire la réduction. J'essayai le pessaire Gariel ; la malade ne put le supporter.

Je fis une seconde tentative de réduction aussi infructueuse que la première. Je m'assurai alors, autant qu'on le peut, qu'il n'y avait aucune anse intestinale dans la cavité péritonéale de la tumeur, et je me décidai à en tenter immédiatement l'ablation. J'appliquai sur le col inversé de la matrice (dont le volume était celui d'une belle pomme d'api) un tube en caoutchouc de petit calibre, que je serrai modérément et que je fixai dans ce degré de tension en en embrassant les deux chefs dans une ligature de fil ciré très fortement serrée. L'application, la tension et la constriction de la ligature furent singulièrement facilitées par l'abaissement du corps de l'utérus, à l'aide de pinces érignes au-dessous de la vulve.

La ligature appliquée, je refoulai la tumeur dans le vagin, et la malade dut garder le lit; je lui fis, dans la journée, deux injections sous-cutanées de 1 à 2 centigr. chacune d'hydrochlorate. de morphine; *la douleur consécutive à l'opération fut presque nulle.*

Le lendemain, j'abaissai encore doucement la tumeur, et je serrai plus fortement la ligature, autant que je le pus sans déchirer le caoutchouc distendu. La douleur fut modérée et aisément combattue par des injections sous-cutanées de morphine que je n'eus pas besoin de continuer plus de deux jours.

La malade fut condamnée au repos absolu dans le lit, avec prière de garder une immobilité aussi complète que possible, et strictement surveillée à ce point de vue. Quatre fois par jour, au moins, des injections furent faites au fond du vagin avec beaucoup de lenteur et de douceur, pour en expulser toute sécrétion vaginale et tout liquide purulent et putride, à l'aide d'eau tiède et de coaltar saponiné de Lebœuf, de manière à désinfecter parfaitement la partie. Des pilules de 1 centigr. chacune d'extrait thébaïque furent administrées d'heure en heure, pour assurer le calme général et particulièrement l'immobilité de l'intestin et la constipation. Une alimentation légère et très nutritive fut donnée à la malade : purée de viande, bouillons, consommés, potages, vin, confitures.

Aucun accident ne se déclara : il n'y eut aucun symptôme de péritonite proprement dite; mais il survint de la tension, de l'endolorissement à l'hypogastre, de la douleur par la miction urinaire et la nécessité d'extraire de temps en temps l'urine par la sonde.

Le huitième jour, voyant que tout se passait très heureusement, je fis administrer de quatre en quatre heures une cuillerée à café d'huile de ricin pour débarrasser l'intestin, en recommandant à la malade de ne faire aucun effort de défécation. Cet acte que je redoutais un peu, et que je ne voulais cependant pas renvoyer plus loin, de peur qu'il ne concordât avec la chute de la ligature, n'entraîna aucun accident.

Après treize jours révolus, dans le courant du quatorzième jour, la tumeur, sur laquelle je n'exerçai aucun effort, se trouva entièrement détachée. La plus légère traction suffit pour ramener au dehors l'anse élastique. Des pinces à griffes, conduites sur le doigt indicateur, me permirent de ramener l'utérus entièrement séparé du col dans un point correspondant à peu près à la partie moyenne de la portion cervicale.

Dans la tumeur enlevée je ne trouvai aucun organe étranger, sinon 2 cent. environ des trompes de Fallope et de l'aileron correspondant, et quelques néomembranes établissant des adhérences entre plusieurs points opposés du péritoine utérin, adhérences qui paraissaient remonter aux accidents inflammatoires, heureusement légers et localisés, qui avaient suivi l'accouchement.

Je fis garder le lit à la malade pendant une quinzaine de jours, particulièrement au moment présumé du retour des règles, lequel fut signalé par des symptômes marqués de molimen ovarique, mais sans écoulement d'une seule goutte de sang, ni aucun autre accident.

La malade partit après un séjour de deux mois environ à Montpellier. A ce moment, l'examen par le toucher et par le spéculum laissait constater, au fond du vagin, un bourrelet dur, circulaire, avec un orifice linéaire transversal, en un mot un museau de tanche ressemblant, autant que possible, à une portion vaginale du col tout à fait normale et derrière laquelle je n'aurais jamais soupçonné l'absence d'utérus, si l'association du toucher rectal et du cathétérisme vésical ne m'avaient permis de constater une fois de plus avec quel degré de certitude on peut diagnostiquer cette absence, rendue plus évidente encore par l'impossibilité de cathétériser la cavité utérine. J'ai eu occasion de faire la même remarque dans tous les autres cas d'inversion que j'ai opérés précédemment.

Observation XXIX.

(Cas de M. Arles, rapporté par M. le docteur Courty.
Annales de gynécologie, 1876).

La seconde observation a été recueillie par M. Arles, dans sa clientèle privée, le 20 mai 1875. Je laisse à mon jeune confrère le soin d'en publier les détails, que je ne connais d'ailleurs qu'imparfaitement. Je sais seulement que la maladie remontait à dix-huit mois, que la ligature élastique fut appliquée sur le col d'après ma méthode et mes conseils et que l'utérus tomba le douzième jour sans accident d'aucune espèce, laissant l'opérateur émerveillé de la simplicité, de l'innocuité et de l'efficacité de l'opération.

M. Arles voulut bien me montrer l'utérus séparé, qui offrait aussi deux points d'adhérence vers la partie la plus profonde de son revêtement péritonéal et avait conservé une mollesse remarquable. Depuis lors, M. Arles a remarqué aussi que sa malade présente au fond du vagin un museau de tanche en apparence normal et qui ne laisse pas soupçonner l'absence de la presque totalité de la matrice,

OBSERVATION XXX.

(Union médicale du 26 juin 1879. Compte-rendu de la Société de chirurgie).

M. Guéniot fait un rapport sur un mémoire de M. le Dr Jude Huë (de Rouen), intitulé : *Contribution à l'étude de l'inversion totale de l'utérus.*

Ce mémoire est basé sur une observation |remarquable dont le sujet est une dame de 37 ans, ayant eu déjà six accouchements heureux, et qui, devenue enceinte pour la septième fois, arrivée au terme d'une grossesse pénible, accoucha laborieusement après vingt et une heures de travail. L'apparition d'une perte détermina le médecin, le Dr Fauvel, qui l'avait assistée, à tirer un peu hâtivement sur le cordon. De là, renversement de l'utérus dont le fond, avec placenta encore adhérent, vient faire hernie à la vulve. La délivrance opérée et l'inversion reconnue, le Dr Fauvel tente de réduire la matrice, mais il ne parvient qu'à refouler cet organe dans le vagin, en laissant subsister l'inversion. Deux heures plus tard, la patiente se sentant gênée, expulse avec effort l'utérus au dehors, et le mari tire malencontreusement sur cette masse sanglante. M. Fauvel, appelé, refoule de nouveau l'organe dans le vagin et fait de son mieux pour atténuer l'hémorrhagie qui épuise la malade.

Dix jours après l'accouchement, MM. Huë et Le Brument, mandés en consultation, reconnaissent l'existence de l'inversion, attirent, pour mieux se renseigner, l'utérus au dehors, et constatent que deux doigts portés jusqu'au fond du vagin, à droite et à gauche, parviennent à n'être séparés l'un de l'autre que par une très faible épaisseur des tissus. Ils concluent de cet examen que très vraisemblablement ils ont affaire à une inversion complète intéressant le col dans sa totalité.

La femme est dans un état d'anémie extrême, qui ne permet pas de recourir au chloroforme. Néanmoins, comme la tumeur inversée est très douloureuse aux attouchements, on pratique une injection hypodermique de morphine et l'on tente ensuite la réduction, mais vainement, par tous les moyens usités en pareil cas. Après une heure de tentatives, les forces de la malade étant épuisées, il fallut s'arrêter et remettre une nouvelle tentative à une époque ultérieure.

Environ quatre mois plus tard, nouveaux efforts de réduction aussi infructueux que les premiers. La patiente étant épuisée par l'hémorrhagie et menacée d'une mort prochaine, les chirurgiens se résolurent de tenter l'amputation, dont l'exécution fut remise au dixième jour après la prochaine époque menstruelle.

Le 17 mai 1877, en présence de MM. les docteurs Le Brument, Tinel et Fauvel, M. Huë appliqua sur l'utérus, avec toutes les précautions requises, une ligature élastique qui marqua promptement une empreinte sur la portion cervicale. Douze ou quinze heures après l'opération, qui n'avait pas duré plus de dix minutes, une hémorrhagie grave se manifesta, se prolongea pendant plusieurs heures et ne fut définitivement arrêtée que par un tamponnement régulier du vagin.

L'état de la malade était des plus alarmants, la faiblesse était extrême ; cependant, peu à peu, grâce aux reconstituants, les forces revinrent et la santé se rétablit. Au dix-neuvième jour, la portion corticale ou musculaire de la tumeur s'était sphacélée ; le vingt et unième jour, M. Huë avait dû en retrancher un lambeau important, qu'il reconnut être la corne gauche, avec une partie de la trompe ; mais ce ne fut qu'au quarante-deuxième jour (le 28 juin) que les derniers vestiges de la tumeur tombèrent avec la ligature élastique. Celle-ci avait dû être resserrée le 15 juin.

Chose singulière, lorsque M. Huë put explorer avec quelque facilité le fond du vagin (le vingt-neuvième jour de l'opération), il ne fut pas médiocrement surpris d'y retrouver le col utérin parfaitement reformé et bien en place. L'espèce de moignon représenté par les restes de la tumeur occupait sa cavité.

Enfin, le 26 octobre 1877, plus de cinq mois après l'opération, la

malade, complètement rétablie, jouissait de la meilleure santé. Le
col utérin, profondément situé, présentait des caractères si normaux que, pour un médecin non prévenu, il eût été impossible de
supposer que le corps de l'organe en avait été séparé. Cette circonstance porte M. le rapporteur à douter qu'il s'agisse réellemen-
d'une inversion *totale*, malgré l'affirmation de M. Huë.

OBSERVATION XXXI.

(Union médicale, 1er mai 1879. Compte-rendu de la Société
de chirurgie).

M. de Saint-Germain, secrétaire général, lit, au nom de M. le
Dr Chauvel, membre correspondant, une observation très intéressante d'inversion utérine irréductible, accompagnée d'hémorrhagies graves, traitée et guérie par l'amputation au moyen de la ligature élastique.

Le sujet de cette observation est une jeune femme de 18 ans, entrée à l'hôpital d'Orléansville (Algérie), le 2 octobre 1878. Cette
femme était accouchée pour le première fois sept à huit mois auparavant, et l'on avait procédé à l'extraction du délivre avec une
extrême rapidité, presque immédiatement après la sortie de l'enfant.
Le placenta fut arraché en entier, mais avec des efforts assez vio-
lents, de vives douleurs et une hémorrhagie considérable qui per-
sista sans interruption, pendant trois semaines. Deux médecins
appelés le lendemain de l'accouchement reconnurent immédiatement le renversement de la matrice, mais il leur fut impossible d'en
obtenir la réduction.

Depuis ce moment, aucune nouvelle tentative ne fut faite. A
chaque époque menstruelle l'hémorrhagie se reproduit, douloureuse et abondante ; l'écoulement sanguin se prolonge pendant
quinze jours ou trois semaines, et reparaît sous les influences les
plus légères. La malade ne marche qu'avec difficulté, les douleurs
dans le bas-ventre sont continuelles, les selles sont rares et pénibles, l'anémie est profonde ; il existe en outre un écoulement purulent fétide, excessivement abondant ; la malade ne peut se livrer
à aucun travail.

A l'examen, M. Chauvel trouva le ventre souple, sensible dans
la région hypogastrique ; il constata, dans le vagin, la présence

d'une tumeur arrondie, molle, dépressible, peu douloureuse au toucher. Le palper abdominal, seul, ne fait pas constater la présence de l'utérus au-dessus du pubis,

Au toucher vaginal pratiqué la femme étant debout, on sent une tumeur assez dure et rapprochée de la vulve. La malade étant couchée, on constate dans le vagin une tumeur arrondie, lisse, molle, facile à déprimer, mais revenant immédiatement sur elle même, de la grosseur d'une moyenne orange, ayant un pédicule très large et entouré d'un bourrelet circulaire formé par les lèvres du col utérin. Le doigt pénètre facilement entre ce bourrelet et le pédicule, mais il est presque immédiatement arrêté et reconnait aisément qu'il y a continuité de tissu entre ce pédicule et les lèvres du col utérin.

En dehors du bourrelet cervical, les culs-de-sac vaginaux présentent la profondeur normale. L'examen n'est pas très douloureux, mais il occasionne une assez forte perte de sang.

Le doigt peut mouvoir la tumeur dans tous les sens, mais la main gauche déprimant l'hypogastre ne sent rien remuer sous les doigts.

Par le toucher rectal, on constate la présence de la grosseur saillante vers l'intestin, le rebord circulaire du col, et, au-dessus, quelque chose de résistant, mais le doigt n'arrive pas jusqu'au *fond de bouteille* que le professeur Courty (de Montpellier) signale comme formé par le fond de l'utérus inversé. La combinaison du toucher rectal avec le cathétérisme vésical, pratiqué à l'aide d'une sonde d'homme dont la concavité est tournée vers le sacrum, ne réussit pas mieux. Il est impossible d'amener au contact le bec de la sonde et le doigt placé dans le rectum. M. Chauvel en conclut que l'inversion n'est sans doute pas complète.

L'examen au spéculum montre, au fond du vagin, la tumeur lisse d'un rouge vineux, veloutée, baignée par du muco-pus sanguinolent. A la surface, aucun orifice qui rappelle l'ouverture normale du col, pas plus que les ouvertures des trompes. Autour de son pédicule, presque aussi volumineux que la grosseur même, on distingue nettement un bourrelet circulaire. Une sonde s'engage facilement entre les deux ; mais, après avoir parcouru 1 à 1 centimètre et demi, elle est arrêtée au fond de la rigole, et, sur aucun point, elle ne peut pénétrer plus profondément. Un léger effort de la malade rend la tumeur plus saillante et la pousse en avant entre les valves du spéculum, presque jusqu'à l'orifice vulvaire, mais la moindre poussée avec le doigt la fait rentrer au fond du vagin.

Si l'on fait lever la patiente, la tumeur ne descend pas subitement, mais reste à mi-chemin du conduit vaginal. Cette exploration complète ne permettait aucun doute sur le diagnostic ; l'inversion de l'utérus était indiscutable. L'hémorrhagie abondante occasionnée par l'examen s'arrêta rapidement par l'emploi d'injections astringentes.

M. Chauvel essaya inutilement la réduction à l'aide de manipulations directes et l'application du pessaire à air de Gariel ; ces manœuvres répétées à diverses reprises n'ayant eu d'autre résultat que de provoquer d'abondantes hémorrhagies et d'affaiblir considérablement, la malade et celle-ci demandant d'être délivrée à tout prix, même au prix de l'extirpation de l'organe utérin. M. Chauvel se décide, enfin, à tenter l'amputation de l'utérus inversé, à l'aide de la ligature élastique.

Le 17 janvier 1879, l'intestin étant vidé avec soin, et la malade plongée dans l'anesthésie, M. Chauvel amène la tumeur hors de la vulve en l'attirant doucement avec les doigts. De nouveau il constate la continuité du pédicule de la tumeur avec le bourrelet circulaire formé par les lèvres du col. Après avoir doucement comprimé la tumeur pour en chasser le sang, il presse entre deux doigts son pédicule, de bas en haut, dans le but de repousser une anse d'intestin qui, chose cependant peu probable, aurait pu s'insinuer dans la cavité de l'utérus inversé. L'anse métallique d'un serrenœud est alors appliquée sur le pédicule, au-dessous des doigts et du bourrelet cervical, et la constriction poussée jusqu'à ce que le sang cesse de suinter à la surface de l'utérus. Protégeant les parties voisines avec des attelles épaisses de carton, le chirurgien trace immédiatement au-dessous de l'anse métallique, avec un cautère porté au rouge sombre, un sillon de quelques millimètres de profondeur. Dans ce sillon, il place une ligature élastique, formée par un tube de caoutchouc (tube à drainage) de 4 millimètres de diamètre environ, dont il avait au préalable éprouvé la solidité. La ligature est assez fortement serrée et ses deux chefs sont fixés par un fil ciré. On a soin de conserver aux chefs du tube élastique, ainsi qu'aux bouts du fil ciré, une longueur assez grande pour que, la tumeur rentrée dans le vagin, ils sortent au dehors de la vulve et servent de guide en cas de besoin.

Le serre-nœud enlevé, on lave l'utérus avec une solution phéniquée à 1 p. 100, on nettoye le vagin au moyen de quelques injections détersives, et la tumeur est doucement repoussée, ainsi que les liens, dans le fond du conduit vaginal. Tout s'achève sans la moindre effusion de sang. La malade est reportée dans son lit, couchée sur le dos, les cuisses rapprochées et légèrement fléchies. L'immobilité absolue lui est recommandée.

Les douleurs violentes qui suivent l'opération sont calmées au moyen d'une pilule d'extrait d'opium de 1 centig. tontes les heures, d'onctions sur le ventre avec la pommade mercurielle belladonée, d'une potion avec 5 gr. d'hydrate de chloral, d'une injection souscutanée de 2 centig. de chlorhydrate de morphine. On donne de l'eau de Seltz pour calmer la soif. On fait régulièrement, chaque jour, des injections phéniquées avec une solution à 1 p. 100 dans le vagin, qui sont ensuite remplacées, à cause des douleurs qu'elles provoquent, par une solution de chlorure de zinc à 2 gr. par litre. On alimente légèrement la malade.

Dans la nuit du 16 janvier, la malade est prise de coliques violentes qui amènent plusieurs selles presque coup sur coup. Dans ses efforts, elle expulse un corps grisâtre, volumineux, qui est pris pour un caillot de sang et jeté avec les matières. C'était sans doute la tumeur, car, le 18, en pratiquant le toucher et glissant l'index le long de l'anse de caoutchouc, M. Chauvel arrivait au fond du vagin sans plus rencontrer trace de la tumeur utérine. Doucement il tira sur les chefs du tube de caoutchouc, qui céda sous la traction et fut amené au dehors. L'anse élastique était intacte et entraînait avec elle une sorte de cylindre charnu à peine de la grosseur du petit doigt, de couleur grisâtre et imprégné de pus. Au fond du vagin, le doigt ne constatait plus que l'existence d'un bourgeon mollasse, insensible, sorte de moignon de l'amputation utérine.

A partir de ce moment, l'écoulement diminua rapidement sous l'influence d'injections légèrement astringentes ; la malade ne voulut plus garder le lit, se leva bientôt tout le jour, et, après un dernier examen, sortit de l'hôpital, à la fin de janvier, dans un parfait état de santé. Elle est actuellement en condition, et peut se livrer aux plus rudes travaux sans douleur et sans fatigue.

Cette observation montre une fois de plus l'innocuité de la ligature élastique appliquée à l'amputation de l'utérus inversé.

M. Chauvel se demande ce que vont devenir les fonctions génitales avec le moignon d'utérus qui conserve encore un rudiment de cavité. Il a fait promettre à son opérée de se présenter à l'hôpital·dans quelques mois. Un nouvel examen permettra de constater l'état physique des parties, en même temps que l'interrogatoire renseignera sur les conditions de la menstruation.

CHAPITRE III.

TUMEURS DE L'UTÉRUS.

D'après M. le professeur Scarenzio (1), la ligature élastique aurait été employée par MM. Grandesso-Silvestri et Thnau pour l'ablation des polypes de l'utérus et des tumeurs du vagin. Mais nous n'avons pu nous procurer la relation de ces faits, et nous n'avons trouvé que trois observations relatives à cette application de la ligature élastique. L'une d'elles appartient à M. le professeur Scarenzio (2) ; la seconde est tirée d'une revue allemande (Schmidt's Iahrbücher) qui l'a empruntée elle-même au journal italien *Il Raccoglitore medico* ; enfin la troisième a été publiée dans la thèse de M. le Dr Joseph Mallet, et est relative à une opération pratiquée par M. le professeur Courty. L'éminent chirurgien a, en outre, opéré trois autres polypes par le même procédé (communication orale) ; mais les observations n'ont pas été publiées.

Les trois faits que nous avons réunis sont remarquables : 1° par la simplicité et la facilité de l'opération, qui

(1) Loco citato.
(2) Loco citato.

n'est pas douloureuse ; 2° par l'absence totale d'accidents consécutifs (douleurs, fièvre, péritonite, hémorrhagies, etc.).

Nous nous arrêterons seulement sur le manuel opératoire, pour le décrire rapidement.

Lorsque le polype n'est pas profondément situé, qu'il s'implante sur le col, ou à l'entrée du corps, nous croyons qu'il serait possible de porter tout simplement avec les doigts l'anse élastique sur le pédicule, puis de passer ensuite les deux chefs du lien de caoutchouc dans un tube de Galli qu'on écraserait sur le fil constricteur, après avoir exercé sur ce dernier la traction désirée. Ce procédé n'a pas été employé, mais nous sommes convaincu qu'il permettrait de pratiquer aisément l'opération.

Lorsque le polype est plus profond, il serait, sans doute, plus difficile de porter le tube de Galli à cette profondeur et de l'y écraser sur le lien de caoutchouc. Aussi, nous pensons qu'il sera utile de recourir aux procédés que nous allons décrire.

On peut, comme M. Domenico Belli l'a fait, se servir tout simplement de deux sondes de femme en métal dans le canal desquelles on engage les deux extrémités du fil élastique. On réunit et on attache ensemble les deux extrémités. On glisse les deux sondes, tenues rapprochées et parallèles l'une à l'autre, jusque sur le pédicule de la tumeur. Puis, l'un des deux cathéters étant maintenu immobile et fixé avec une main sur le polype, on fait décrire à l'autre une ou plusieurs circonférence, autour du pédicule, de façon à étreindre celui-ci avec un ou plusieurs tours du fil élastique. On attache alors ensemble les deux cathéters et on les fixe à la cuisse, pour qu'ils ne se dérangent pas.

Ce procédé a pour avantage de ne réclamer d'autre instrument que la sonde de femme qui est entre les mains de tous les praticiens. Mais nous trouvons que cet instrument n'est pas parfaitement approprié à la circonstance : ainsi, les ouvertures qu'il présente à son extrémité terminale sont situées sur les parties latérales, ce qui doit être gênant pour le passage du fil élastique à travers la sonde et pour l'application de celle-ci sur le pédicule de la tumeur.

En outre, il ne doit pas être très facile, une fois l'opération terminée, de maintenir les deux sondes fixées assez solidement l'une contre l'autre pour qu'elles ne se dérangent pas, surtout au niveau de l'extrémité qui correspond à la tumeur, l'anse élastique tendant à les écarter, en se bifurquant en ce point.

Aussi nous croyons qu'il est mieux de remplacer les cathéters par les tubes de Gooch, dont se sert M. Courty et auxquels ce chirurgien a apporté une petite modification dans le but de faciliter l'introduction du lien élastique dans ces tubes. Cette modification consiste dans l'addition d'un mandrin dont l'extrémité boutonné est enfoncée dans un bout du tube en caoutchouc que l'on fixe à l'aide d'un fil ciré. Le mandrin est alors introduit dans l'une des tiges creuses (*a* et *b*) (1) où il glisse en entraînant avec lui le tube de caoutchouc. L'autre bout du tube est fixé de la même façon au mandrin et introduit dans la seconde canule, et l'on a ainsi une anse comme celle représentée par la figure.

L'opération s'exécute alors comme dans le cas précédent :

« Après avoir bien saisi et attiré le polype, dit M. Joseph Mallet, on fixe l'une des canules sur le polype avec l'indicateur de la main gauche, et, de la droite, on fait décrire au

---

(1) L'extrémité supérieure de ces tiges a été rendue très mousse pour que les tissus ne puissent être lésés.

tube une ou deux circonférences complètes autour du pédicule ; il faut, bien entendu, serrer la ligature en tirant sur

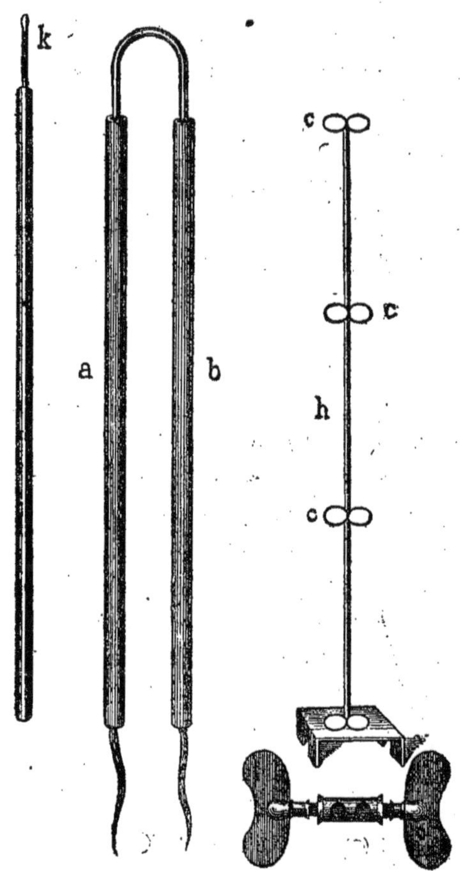

le tube de caoutchouc, et l'on replace ensuite les canules
métalliques dans leur monture h, où elles sont maintenues

(1) Cette figure et la description de l'appareil qu'elle représente sont
empruntées à la thèse de M. Joseph Mallet.

par les anneaux doubles *c, c, c.* On fait passer enfin les deux extrémités du tube dans la traverse *a,* puis dans les trous que porte le treuil de Bowman, qui termine l'appareil. On fait exécuter plusieurs mouvements de torsion, et lorsqu'on juge la traction suffisante, on assure la fixité du lien élastique à l'aide d'un fil ciré. »

Cet instrument est assurément très commode ; nous lui ferons cependant le reproche d'être un peu compliqué ; et nous lui préférerions volontiers, comme étant plus simple, la double canule de Levret (1), dont s'est servie le professeur Scarenzio, dans l'observation que nous rapportons plus loin.

Le manuel opératoire est, du reste, à peu près le même que précédemment. Ici encore on passe chacune des extrémités du lien (2) dans chacun des tubes qui composent la canule ; puis, portant l'anse ainsi formée sur le polype, on la place avec le doigt autour du pédicule ; on pousse alors d'une main la canule contre le polype tandis que, de l'autre, on tire fortement sur les extrémités du lien qu'on lie ensuite sur la cloison de séparation des deux tubes. Enfin, si l'on veut donner plus de force à la striction qui s'exerce autour du pédicule, on fait exécuter à la canule un ou plusieurs tours sur elle-même, et on la fixe à l'une des cuisses.

Et dans la crainte que la canule ne se déplace et, avec elle, le lien qu'elle sert à fixer, il sera bon de recommander à la malade une immobilité aussi grande que possible, soit

---

(1) La double canule de Levret est formée de deux canules soudées ensemble latéralement, comme les deux canons d'un fusil double.

(2) On pourra, si l'on veut, passer un double fil dans la canule de Levret, comme l'a fait Scarenzio, de façon à avoir deux limes autour de la tumeur.

dans le décubitus dorsal, soit dans le décubitus latéral (suivant les cas).

Quel que soit celui de ces procédés qu'on adopte, il sera, comme on voit, d'une simplicité qu'on appréciera d'autant plus qu'on la comparera aux difficultés souvent très grandes que présente l'emploi de l'écraseur et du serre-nœud.

Les inconvénients qu'on peut reprocher à ce mode opératoire sont :

1° L'obligation de laisser un instrument à demeure dans le vagin ; mais il ne semble pas que les malades en aient été très incommodées ; et, du reste, nous le répétons, on pourrait, sans doute, dans quelques cas au moins, éviter cet inconvénient en employant un tube de Galli pour fixer le lien de caoutchouc.

2° La possibilité d'accidents d'infection putride consécutifs à la mortification de la tumeur.

Mais, l'absence complète d'accidents de cette nature, tant dans les trois cas de polypes dont nous rapportons les observations dans ce chapitre, que dans les cinq cas d'inversion utérine cités plus haut, nous porte à penser que ces dangers ont été fort exagérés ou peuvent être facilement évités. Ajoutons que M. le professeur Courty, outre le cas dont nous avons emprunté l'observation à la thèse de M. Mallet, a opéré, ainsi que nous l'avons dit plus haut, trois autres polypes de l'utérus par la ligature élastique, et que les choses se sont passées encore aussi heureusement que dans les faits rapportés ici.

Observation XXXII.

(Empruntée à la thèse de M. Joseph Mallet).

Polype de l'utérus.

La nommée C... (Jeanne), jardinière, âgée de 44 ans, est entrée à l'hôpital, salle Notre-Dame, 17, le 26 novembre 1874. Cette femme eut un enfant à l'âge de 25 ans, et depuis cette époque ses menstrues furent toujours très abondantes. Dans ces derniers temps, elles avaient une durée de quinze jours. La malade accuse en outre des pertes (leucorrhée) d'un liquide visqueux semblable à du lait légèrement rougi. A cette leucorrhée vinrent se joindre, il y a environ cinq mois, des douleurs abdominales vagues, sans localisation précise. La malade *a l'air profondément débilité*; sa peau est chaude et d'une *coloration jaune qui nous fait penser à une cachexie*. Le pouls est fréquent. Elle a un peu de dyspepsie.

A l'exploration, on sent le col utérin dilaté; son bord supérieur est tranchant. Son ouverture est remplie par une tumeur ronde qu'on ne peut pas limiter facilement en haut. En bas on éprouve moins de difficulté et l'on sent bien qu'elle adhère au corps de l'utérus. Sa forme est sensiblement ronde, et le *pédicule est très court*. Il y avait là un polype mixte, développé par suite de l'hypertrophie du tissu utérin et coiffé de la muqueuse hypertrophiée elle-même.

3 décembre. Après une tentative infructueuse pour enlever la tumeur avec le polyptrite d'Aveling, M. Courty peut du moins, à l'aide de cet instrument, attirer le polype assez bas pour faciliter *l'application de la ligature élastique avec l'appareil de Gooch modifié*. L'opération est facilement supportée par la malade, qui rapportée dans son lit *déclare n'avoir nullement souffert*. On prescrit une bonne alimentation : vin et bouillon chaque deux heures. Injections répétées à l'eau phéniquée ou coaltarisée. Potion au rhum. *Il n'y a pas eu la moindre perte de sang.*

Le 4. *Un peu de fièvre* de réaction. *Douleurs ventrales légères*, qui cependant auraient pu donner de l'inquiétude si la malade n'avait accusé une constipation opiniâtre depuis sept jours; *elles cèdent facilement sous l'influence d'un lavement huileux.*

Le 5. *La malade est tranquille.* Le liquide qui s'écoule par le vagin est devenu *très fétide* ; il est probablement dû à un commencement de mortification de la tumeur. Injections fréquentes à l'aide d'une longue canule à matrice, afin de déterger les parties.

Le 7. Pouls fréquent (108 pulsations), mais faible. La malade n'étant pas allée à la selle depuis trois jours, la potion suivante est ordonnée :

Huile de ricin...........	15	grammes.
Huile d'amandes douces..	15	—
Sirop de limon	20	—
Eau de menthe...........	20	—

Les injections sont continuées.

Le 9. On constate que la tumeur est un peu descendue. *On serre la ligature*, parce qu'après avoir détaché une partie de la tumeur elle n'avait pas une puissance de constriction suffisante. La malade doit boire un litre de vin par jour ; du bouillon à des intervalles très rapprochés. 6 gouttes de perchlorure de fer matin et soir. Macération de quinquina à prendre par tasses dans la journée.

Le 12. *La tumeur s'est détachée le matin* et est restée dans l'utérus, tandis que le lien élastique est venu au dehors. M. Courty l'extrait et nous la présente. Elle a le volume du poing d'un enfant de 12 ans ; elle était plus grosse encore lorsqu'on l'a liée, car une partie est tombée en deliquium. Il y a en même temps une expulsion de pus assez abondante. Injections fréquntes.

Ainsi la tumeur a été sectionnée sans accidents au bout *de huit jours*, et le tube en caoutchouc n'est que très peu altéré, malgré les liquides au milieu desquels il a séjourné.

OBSERVATION **XXXIII**.

(Empruntée au travail du professeur Scarenzio ; traduction
de M. Armand Siredey).

Le 18 octobre, Mme T. B..., âgée de 45 ans, de Varzi, vint me trouver pour se faire examiner, parce qu'elle souffrait d'hémorrhagies utérines abondantes et répétées qui l'avaient amenée au degré extrême de l'anémie. La malade avait en effet un aspect profondément anémique, ayant eu depuis une semaine à peine, à l'occasion du retour des règles, une perte très abondante.

A l'examen du vagin, je pus constater comme un *polype fibreux*, du volume d'un œuf de poule, qui pendait hors de l'utérus, dans la cavité duquel il s'insinuait au moyen d'un pédicule du diamètre de 1 cent. 1/2. A l'origine de celui-ci on sentait un autre petit polype du volume d'un pois. L'utérus était abaissé, et, en introduisant l'index dans le col dilaté, on pouvait sentir que le polype prenait son implantation sur la partie droite et vers l'extrémité supérieure de l'utérus.

Il ne me sembla pas que l'état grave de la malade pût permettre pour le moment une opération quelconque. D'autant plus que la prochaine époque menstruelle pouvait survenir et compliquer l'opération. Je conseillai à la malade d'attendre qu'elle fût passée, et en attendant, je lui prescrivis une potion de perchlorure de fer pour essayer de régulariser la menstruation au point de vue de la durée de l'époque et de la quantité du sang rendu, et en même temps pour améliorer l'état général.

La malade se présenta en effet le 12 du mois suivant, dans un état assez favorable, et je voulus tenter sur le polype la ligature élastique.

Dans ce but je me servis de la double canule de Levret, dans laquelle je passai un double cordon élastique des plus ténus, de façon que les quatre chefs libres du caoutchouc pussent sortir par l'extrémité munie d'un pavillon et qu'une anse double du diamètre de 5 à 6 centimètres restât à l'extrémité opposée

Me servant du doigt comme guide, j'introduisis la canule entre le col utérin et le pédicule du polype, sur le côté droit de celui-ci, tandis qu'avec l'index de l'autre main je cherchai à engager dans l'anse le corps du polype, et j'y réussis après plusieurs tentatives. En poussant en haut l'instrument, je fis tirer par l'un des assistants sur les quatre chefs libres du cordon élastique au maximum de tension, et les maintenant ainsi, j'appliquai une ligature sur la cloison en dehors de la canule. Mais en laissant les choses ainsi, la force élastique se trouvait divisée le long de toute la portion du cordon qui traversait la canule. Voulant obtenir plus de force autour du pédicule, je fis exécuter à la canule un tour complet, de droite à gauche, en fixant les chefs du fil à la cuisse droite.

Ayant exploré alors l'état des parties, je sentis le lacs appliqué exactement au point d'attache du pédicule, au-delà du petit tubercule que j'avais senti à côté de la grosse tumeur. Le pavillon de l'instrument restait caché entre les petites lèvres.

La malade n'éprouva aucune douleur de cette application. Le troisième jour, il commença à sortir par le vagin un écoulement fétide, irritant, tandis qu'en observant l'orifice externe de la canule, je m'aperçus qu'il en sortait une humeur épaisse.

Ce fait m'indiquait que la constriction se maintenait intacte, du moment que le pus au lieu de tomber dans le vagin pénétrait dans l'intérieur de l'instrument et s'écoulait dans la canule. Celle-ci, d'ailleurs, se maintenait fixée, et dans la position qui lui avait été donnée. On pratiqua des injections détersives avec de l'eau phéniquée, et le sixième jour de l'application la canule devint libre. Elle fut ensuite retirée sans difficulté, l'anse élastique se montrant parfaitement fermée.

Le polype enlevé, en même temps que la canule, par le vagin avait la forme et le volume que nous avons indiqués. La ligature était réellement appliquée au-delà de la petite tumeur qui se trouvait à la racine du polype, et le pédicule avait été parfaitement sectionné.

On sentait l'orifice utérin libre, et la malade, en peu de jours se emit en parfaite santé et n'éprouva aucun accident dans la suite.

OBSERVATION XXXIV.

(Par le Dr Domenico Belli. Il Raccaglitore medico, mai 1874, p. 454). Résumé donné par la Revue allemande. : Schmidt's Jahrbücher, vol. 172, p. 55).

Une femme de 36 ans, jusque-là bien portante, avait depuis deux ans des ménorrhagies. Belli découvrit dans le vagin un polype se continuant avec un pédicule de l'épaisseur du doigt, qui sortait de l'utérus. La grosseur du pédicule ne permettait pas de compter sur la torsion, tandis que l'extrême anémie contre-indiquait l'excision. Belli employa donc la ligature, en se servant d'un tube en caoutchouc (tube à drainage), dont les deux extrémités furent introduites dans la lumière de deux sondes de femme en métal qu'elles traversaient dans toute leur longueur, puis attachées avec des fils de soie. Les deux cathéters rapprochés l'un de l'autre et maintenus parallèles furent ainsi portés jusqu'à l'extrémité supérieure du pédicule du polype. Pour placer la ligature, l'un des deux cathéters fut alors maintenu immobile, tandis que l'autre contournait le pédicule et décrivait ainsi autour de lui une circonférence complète, tout en exerçant une forte traction sur le tube à drainage. Puis, on fit décrire au second cathéter, de la même manière, mais en sens inverse, une autre circonférence autour du polype, dont le pédicule se trouva de la sorte étreint par deux tours du lien élastique. Les deux cathéters, rapprochés de nouveau, furent alors attachés ensemble, fixés à la cuisse, et laissés en place pendant trois jours. A ce moment, ils se laissèrent attirer jusqu'à l'orifice vaginal, par suite de la putréfaction survenue dans le polype, ce qui permit de reconnaître que celui-ci ne tenait plus que par la muqueuse du pédicule. Les cathéters furent alors retirés et le lien élastique remplacé par un fil ordinaire qui, dans l'espace de quelques jours, sectionna la muqueuse à son tour.

La malade guérit sans accidents ultérieurs.

M. Courty a aussi appliqué la ligature élastique au traitement des hypertrophies et des tumeurs du col de la matrice. Il a opéré ainsi trois allongements hypertrophiques. M. Mallet a rapporté un de ces trois cas, et nous le reproduisons ici.

OBSERVATION XXXV.

(Empruntée à la thèse de M. Joseph Mallet).

Allongement hypertrophique du col de l'utérus.

Léontine E..., domestique, âgée de 34 ans, douée d'une bonne contitution et d'un tempérapent sanguin, est entrée à l'Hôtel-Dieu Saint-Eloi, salle Notre-Dame, n° 15, le 20 mars 1875. Elle raconte qu'il y a deux ans elle sentit, pendant les efforts de la défécation, le col de la matrice descendre et sortir par la vulve.

Cet accident s'est répété plusieurs fois, et aujourd'hui *le col tout entier est hors de la vulve.* C'est au moment des règles que le prolapsus du col est plus considérable. Ce phénomène s'accompagne de douleurs très vives au bas-ventre et du côté gauche ; il y a aussi un peu de leucorrhée.

Si l'on examine la malade, on voit à la vulve une tumeur volumineuse formée par le col de l'utérus et une portion du corps. La longueur totale de l'organe est de 14 centimètres, la partie qui proémine en dehors mesure 6 centimètres de long. La muqueuse vaginale qui recouvre le col est durcie et transformée en une véritable peau. Le museau de tanche est perméable et laisse sourdre un liquide blanchâtre leucorrhéique. L'utérus est mobile, et la tumeur facilement réductible rentre sans efforts dans le bassin.

La malade est constipée, elle retarde d'ailleurs le moment de la défécation autant que cela lui est possible, car elle éprouve alors de grandes douleurs, ses efforts faisant reproduire la hernie. Dans le décubitus dorsal, la tumeur reste réduite, mais l'action seule de la pesanteur suffit pour la faire sortir. La malade éprouve de grandes difficultés lorsqu'elle veut uriner; de plus, elle ne vide pas complètement sa vessie. Cependant il n'y a pas de cystocèle ni de rectocèle.

Le 22. Traitement : cinq gouttes bis de perchlorure de fer avec du lait. Eau ferrée. Deux pilules Blaud et rhubarbe. Régime tonique.

Le 23. Apparition des règles accompagnées de vives douleurs. L'opération est forcément retardée,

7 avril. La malade, étendue sur le dos dans la position sacrolombaire, est anesthésiée par le chloroforme. On attire le col au dehors avec des pinses de Museux, et *par une cautérisation circulaire (au fer rouge) on trace une rainure au niveau de l'insertion du col au corps.* Cette rainure permet d'appliquer successivement deux ligatures élastiques, dont les nœuds sont consolidés par plusieurs tours d'un fil ordinaire; deux artères coupées par le cautère cultellaire ont dû être liées. La tumeur, qui n'a d'ailleurs aucune tendance à se réduire, est laissée en dehors. La malade est rapportée dans son lit sans avoir ressenti de douleurs. Potion calmante; lotion à l'eau phéniquée; glace sur le ventre.

Le 8. La malade n'a pas dormi; elle souffre beaucoup dans le bas-ventre, et la douleur s'exaspère par la pression; elle a le hoquet. 108 pulsations. Potion anti-émétique. Continuation des applications de glace. Le soir, la fièvre se calme un peu, mais le ventre est toujours douloureux et un peu ballonné.

Le 10. Il y a du mieux; le ventre est moins douloureux. La partie liée exhale une odeur fétide, malgré des lotions phéniquées. 100 pulsations.

Le 13. Nuit tranquille. Douleur au bas-ventre produite par une rétention d'urine. Sondée par M. Bloc, chef de clinique, la malade déclare qu'elle ne souffre plus. 15 grammes d'huile de ricin.

Le 14. A sa visite du soir, M. Courty remarque que les ligatures primitives n'ont plus une force suffisante pour continuer leur travail de sectionnement; il applique une autre ligature; 15 grammes d'huile de ricin, afin de maintenir la liberté du ventre.

Le 15. Les deux purgations précédentes n'ayant pas produit de résultat, on administre la potion purgative déjà citée dans notre 3e observation. La malade va tout à fait bien.

Le 16. Chute de la ligature. La plaie est rose et promet une cicatrisation rapide.

Le manuel opératoire, on le voit, est ici plus simple encore que pour les polypes : il suffit d'attirer le col en bas, et, après avoir protégé la vulve et le vagin avec des cuillers en bois, on trace un sillon circulaire avec le cautère ou le thermo-cautère au point où l'on veut pratiquer l'amputation. On place ensuite dans ce sillon le lien élastique, qui se charge d'opérer la section du col. M. Courty considère que c'est pour le chirurgien un grand avantage que d'avoir maintenant un procédé comme la ligature élastique pour cette opération qui, faite par le couteau ou le fer rouge, donne des hémorrhagies dans un tissu où les ligatures ne sont pas faciles à appliquer.

Il y a eu, dans l'observation de M. Mallet, à la suite de l'opération, quelques symptômes de péritonite, du reste facilement conjurés. Mais il est probable que ces légers accidents sont plus attribuables aux manœuvres de l'opération qu'à la ligature élastique elle-même, et qu'ils eussent été plus intenses à la suite d'une opération plus brutale telle que l'écrasement linéaire.

Lorsque l'amputation du col est nécessitée par un épithe-
lioma, l'opération se fait absolument de la même façon.
M. Courty a enlevé six épithéliomas du col par ce procédé,
et tous ces cas furent suivis d'un heureux résultat (communication orale).

Quand il s'agit d'hypertrophies ou de tumeurs n'ayant
envahi qu'une des lèvres du col, le manuel opératoire est
encore à peu près le même que pour l'amputation totale du
col. On attire en bas la lèvre hypertrophiée ou envahie par
la tumeur, on trace encore sur cette lèvre un sillon avec le
fer rouge ou le thermo-cautère (qu'il ne faut pas trop
chauffer, pour éviter les hémorrhagies), en ayant soin, s'il
s'agit d'une tumeur épithéliale, de dépasser beaucoup les
limites du mal ; puis on place la ligature dans le sillon
tracé par le fer rouge.

Deux tumeurs en champignon ou *chou-fleurs* ont été ainsi
enlevés par M. Courty, et la guérison a suivi ces opérations. Nous parlons, bien entendu, de la guérison tempo-
raire, la ligature élastique n'ayant pas plus qu'un autre
procédé le privilège d'empêcher la récidive. Toutefois, en
prenant la précaution de dépasser les limites du mal, on
pourra, dans quelques cas, surtout dans la forme végétante
de l'épithélioma, espérer une guérison durable. M. Courty
(Traité des maladie de l'utérus, 2° édition, p. 1018) a opéré
des malades chez lesquelles la guérison ne s'est pas démen-
tie depuis plusieurs années. Mais nous n'insistons pas sur
ce point, la ligature élastique n'offrant ni plus ni moins de
chances de guérison ou de récidive que tout autre moyen
d'exérèse.

Nous relatons ici l'observation d'un cas d'hypertrophie
de la lèvre antérieure du col, avec amputation par la ligature élastique. Cette observation nous a paru remarquable

Simon.   10

par la simplicité de l'opération et de ses suites : la malade, en effet, put retourner chez elle après l'application de la ligature, et n'éprouva aucune douleur.

OBSERVATION XXXVI,

Par le Dr Hanks.

(American Journal of obstetrics and diseases of Women and Children, octobre 1878, p. 576.)

Le Dr *Hanks* rapporte à la *Société obstétricale de New-York* un cas d'*hypertrophie de la lèvre antérieure du col de l'utérus, avec amputation par la ligature élastique :*

La malade fut vue par lui le 18 octobre dernier. Elle avait été atteinte d'un prolapsus complet de l'utérus. Le Dr Hanks constata aussi une double ulcération du col de l'utérus, rejoignant, de chaque côté, le cul-de-sac utéro-vaginal. La lèvre supérieure présentait une énorme hypertrophie, à tel point qu'elle débordait d'un pouce la lèvre postérieure. Le Dr H. pensa que l'opération pouvait être facilement pratiquée. Il traça un sillon avec le scalpel tout autour de la lèvre hypertrophiée, de telle sorte que, la partie située en avant de ce sillon une fois enlevée, la lèvre antérieure fût de niveau avec la postérieure. Il appliqua la ligature, la fixa avec un petit tube (*bead*, probablement un tube de Galli) et renvoya la malade chez elle. Le quatrième jour, la lèvre antérieure sphacélée tomba, sans qu'il y eût eu d'hémorrhagie secondaire ou de douleur. Quatre semaines après, la plaie était cicatrisée sans qu'il y eût eu le moindre contre-temps.

CHAPITRE IV.

SPINA-BIFIDA.

M. Périer, faisant en 1876, à la Société de chirurgie, un rapport sur deux cas de spina-bifida traités au moyen de la ligature élastique par M. Mouchet, de Sens, rappelait deux observations du même genre communiquées précédemment à la Société de chirurgie, l'un par M. Laroyenne, de Lyon, l'autre par M. Polaillon ; puis, à côté de ces quatre faits, M. Périer apportait deux autres observations publiées, l'un dans le *British medical journal* (1875, t. I, p. 907) par M. Atkinson, l'autre dans le *Dublin journal of med. sciences,* par M. Ch. Ball.

Ces faits constituaient un total de six observations de spina-bifida traités par la ligature élastique et donnaient comme résultats 3 succès, 1 insuccès et 2 morts. Parmi les trois cas de guérison, deux appartenaient à la catégorie des spina-bifida siégeant à la région dorsale ou cervico-dorsale, condition considérée comme favorable à l'opération parce que, dans ces cas, la tumeur ne contient pas d'élément nerveux central ou périphérique. Le troisième fait de guérison (observation de M. Mouchet) ne rentrait pas dans cette catégorie, puisque la tumeur avait son siège au niveau des vertèbres sacrées.

Aux six faits composant la courte statistique présentée en 1876 à la Société de chirurgie, par M. Périer, nous pouvons en ajouter trois autres dont voici les observations (1) :

______

(1) Ces observations ont été, par erreur, renvoyées à la fin du chapitre.

Dans les trois cas que nous venons de rapporter, il y a eu guérison ; et deux de ces cas, on l'a vu, appartenaient à la variété la moins favorable, l'hydrorachis lombaire. Nous nous trouvons donc aujourd'hui en présence de neuf cas d'hydrorachis traités par la ligature élastique, sur lesquels il y a eu six guérisons (c'est-à-dire dans les deux tiers des cas). Trois de ces guérisons appartiennent à des tumeurs lombaires.

Les trois insuccès se décomposent ainsi qu'il suit :

1° *Un insuccès simple* (cas de M. Polaillon), c'est-à-dire un cas où la ligature ayant dû être enlevée, le malade est sorti conservant sa tumeur.

2° *Un cas de mort* (cas de M. Mouchet), où il est douteux que la terminaison fatale ait été le fait de l'opération. La mort est survenue en effet au huitième jour, alors que les choses allaient bien, sous l'influence d'accidents de gastro-entérite que le Dr Mouchet attribue, avec quelque vrai-semblance, à l'allaitement de l'enfant par le biberon.

3° Enfin *un cas de mort* (cas de Ch. Ball), où l'issue doit être, cette fois, attribuée à l'opération, puisque l'enfant mourut subitement en convulsions.

Il importe de remarquer que, dans ce dernier cas, le seul qui puisse être mis avec certitude sur le compte de l'opération, il s'agissait d'une tumeur dorso-lombaire.

Et, en ce qui touche l'insuccès simple de M. Polaillon, remarquons encore que ce chirurgien avait laissé son épingle en place, contrairement à ce que fit M. Laroyenne, et que cette circonstance, ainsi que l'a dit M. Nicaise, dans son rapport à la Société de chirurgie, constituait une cause sérieuse d'inflammation. Peut-être, sans cette circonstance, la ligature élastique eût-elle pu être supportée et l'enfant guéri par ce procédé.

Quoi qu'il en soit, et en ne tenant compte que des faits

certains, les résultats obtenus nous paraissent extrême
ment encourageants ; puisque, nous le répétons, la guérison a été obtenu dans les 2/3 des cas, et que la moitié de ces
faits heureux est représentée par la variété de spina-bifida
la moins favorable, les tumeurs lombaires ou dorso-lom-
baires.

Il n'est qu'une pratique qui ait donné des résultats aussi
bons et même meilleurs, c'est celle des injections iodées,
selon la méthode du Dr James Morton, avec une solution
d'iode dans la glycérine (2 0/0 d'iode et 6 0/0 d'iodure de
potassium). D'après M. Périer, à la date du 15 août 1875,
on comptait, en effet, sur 10 opérations pratiquées par
cette méthode, sept guérisons complètes et persistantes et
3 morts, l'une par issue continuelle du céphalo-rachidien,
les deux autres attribuables à l'état de maladie où se trou-
vaient les enfants au moment de l'opération.

Cette pratique a l'avantage de pouvoir s'appliquer à tous
les cas, la présence d'éléments nerveux dans la tumeur
n'étant pas une contre-indication à son emploi ; et si les
résultats ultérieurs étaient aussi heureux, il y aurait lieu
de lui donner la préférence sur la ligature élastique.

Pour le moment, les deux méthodes comptent encore
des faits trop peu nombreux, pour qu'il soit possible de
porter un jugement définitif. Il faut donc attendre des
observations nouvelles pour choisir entre les deux procédés.

Contentons-nous pour aujourd'hui de dire qu'ils semblent
jusqu'à présent pouvoir être considérés comme les meilleurs
moyens de traitement de l'affection grave connue sous le
nom de spina-bifida.

Nous n'avons pas à discuter ici l'opportunité de l'intervention dans le spina-bifida. Nous rappellerons seulement
que, dans les discussions qui eurent lieu à la Société de

chirurgie à propos des faits de M. Laroyenne et de M. Mouchet, MM. Blot, Polaillon, Larrey, Després, Houel et Depaul, s'élevèrent avec force contre le traitement trop hâtif de ces tumeurs et émirent l'opinion qu'il fallait attendre ce que la nature pouvait faire et n'inte‑venir qu'en cas d'urgence absolue, c'est-à-dire lorsque les parois étant d'une minceur extrême, la poche menaçait de se rompre.

Nous croyons pour notre compte ce précepte fort sage, et nous estimons que s'en écarter serait se départir de la prudence et de la réserve qui doivent inspirer la conduite du chirurgien.

On voit en |effet un certain nombre d'hydrorachis qui guérissent spontanément, sans aucun tratement ; il en est d'autres qui, sans disparaître, sont compatibles avec une longue existence.

Il est donc absolument indiqué d'attendre, pour entreprendre une opération toujours dangereuse, que les circonstances la rendent nécessaire.

Nous croyons à peine nécessaire d'indiquer le manuel opératoire, dans le traitement du spina–bifida par la ligature élastique.

Si la tumeur est pédiculée ou facilement pédiculisable il suffit d'entourer le pédicule avec un ou plusieurs tours de fil élastique.

Si la tumeur n'est pas pédiculisable, on passe une aiguille (Polaillon), ou deux aiguilles en croix (Laroyenne) sous la base de la tumeur, et on place le lien élastique au-dessous de ces aiguilles ; le lien, une fois serré, il sera bon d'enlever les aiguilles, qui sont alors inutiles et peuvent être dangereuses en causant de l'inflammation dans la tumeur.

Observations XXXVII et XXXVIII.

(Union médicale du 3 juin 1876. Compte rendu de la Société
de chirurgie.)

M. Périer a lu un rappart sur deux observations adressées par
M. le Dr Mouchet (de Sens) et relatives au traitement du spina-
bifida par la ligature élastique.

Dans la *première* observation, la tumeur avait son siège au
niveau des vertèbres sacrées et descendait jusqu'au creux poplité.
Le jour même de la naissance, M. Mouchet pratiqua une ponction
avec un trocart fin, et la tumeur s'étant affaissée, on entoura la
base à l'aide d'un anneau élastique. La partie ainsi étrangée devint rouge et se sphacéla au bout de quelques jours ; mais le lien
ayant glissé et n'ayant pu être maintenu dans son sillon, M. Mouchet dut inciser la tumeur et appliquer transversalement plusieurs
points de suture. Le septième jour, la réunion paraissant complète,
il enleva les points de suture ; mais, le lendemain, sous l'influence
de cris poussés par l'enfant, la cicatrice se rompit. On pansa alors
la plaie avec de la charpie imbibée de vin aromatique. Quinze jours
après, il y avait une cicatrice solide, froncée et légèrement déprimée. L'enfant mourut six mois après d'une angine couenneuse,
mais ayant joui jusque-là d'une bonne santé.

Dans le *deuxième* cas, la tumeur avait son siège à la région
lombaire ; elle mesurait une longueur de 10 centimètres sur 6 centimètres de largeur. Elle était transparente et l'on y percevait la
fluctuation. La ligature fut appliquée d'emblée sans ponction préalable. Pendant les premiers jours, les choses semblèrent bien marcher ; mais, le huitième jour, l'enfant mourut sans avoir présenté
d'autres phénomènes morbides que des symptômes de gastro-entérite attribués par M. Mouchet à l'allaitement au biberon.

Observation XXXIX.

(Cas de M. Laroyenne. Bulletins de la Société de chirurgie, séance
du 12 mai 1875, p. 434.)

L'hydrorachis siégeait à la partie supérieure de la région dorsale, au niveau de la première et peut-être de la deuxième verté-

bre dorsale. La tumeur avait le volume d'une orange de moyenne grosseur, le diamètre de sa base était de 4 à 4 1/2 centimètres La peau était amincie vers le sommet de la tumeur et permettait d'apercevoir la transparence du liquide, lequel était réductible en partie par une pression modérée.

M. Laroyenne traverse la base de la tumeur avec deux épingles en croix, au-dessous desquelles il applique un cordon élastique plein, d'un diamètre de 2 millimètres et demi ; les deux chefs sont passés dans un anneau de plomb que l'on écrase, puis noués par-dessus lui ; les épingles sont retirées immédiatement. On n'exerce qu'une constriction modérée pour éviter une section trop rapide du tissu.

Dès le lendemain, l'hydrorachis s'est affaissé par la sortie d'une certaine quantité de liquide au niveau des points amincis de l'enveloppe cutanée.

Le troisième jour au soir, ulcération circulaire au-dessous de la ligature ; la tumeur tombe le vingtième jour ; l'anse élastique enveloppe alors une épaisseur de tissu d'un diamètre de 7 à 8 millimètres. Le petit opéré a toujours bien tété. Il reste seulement, dit M. Laroyenne, une cicatrice plate, de la largeur d'une pièce de 5 francs.

Observation XL.

(Cas de M. Polaillon. Bull. de la Soc. de chirurgie,
séance du 14 avril 1875, p. 333.)

M. Polaillon a appliqué la ligature élastique chez un enfant de 2 ans 1/2, qui portait un spina-bifida à la partie inférieure de la région cervicale. La tumeur, du volume d'une petite pomme, était difficilement réductible, ce qui permettait de croire que sa cavité ne communiquait avec la cavité rachidienne que par un très petit orifice.

Cette circonstance paraissant favorable à l'emploi de la ligature élastique, M. Polaillon, dans le but de provoquer des adhérences au niveau du pédicule et d'enlever ensuite la tumeur, plaça une épingle à la base de la tumeur, puis un fil de caoutchouc de un millimètre et demi de diamètre fut serré au-dessous d'elle. Il survint des douleurs atroces, et l'enfant ne cessa de crier. Le lendemain, la peau était ulcérée et l'inflammation se communiquant à l'intérieur du rachis, il se produisit des convulsions qui forcèrent d'enlever la ligature. L'enfant sortit de l'hôpital en conservant sa tumeur.

OBSERVATION XLI.

(Rapportée par M. Périer, à la Société de chirurgie,
dans la séance du 3 mai 1876.)

La malade de M. Atkinson, dit M. Périer, était une enfant de 8 semaines, dont la tumeur, du volume d'une balle de paume, occupait la région cervicale ; elle avait un pédicule de la grosseur d'un pouce d'adulte, au-dessous duquel on pouvait constater l'absence de un ou deux arcs vertébraux. Il n'est pas question de réductibilité, l'auteur note seulement une très faible impulsion pendant le cris, et encore n'est-elle appréciable qu'au niveau du pédicule. La ligature fut faite avec un fil élastique enroulé quatre fois autour du pédicule. Pendant toute la première, nuit l'enfant a crié et vomi, mais dès le lendemain elle alla bien ; le quatrième jour on resserra la ligature ; le sixième, la tumeur tomba, sans qu'il y eût au niveau du pédicule la moindre cavité visible ni aucun suintement de liquide cérébro-rachidien. L'enfant était complètement guérie quinze jours après.

OBSERVATION XLII.

(Rapportée par M. Périer, à la Société de chirurgie,
dans la séance du 3 mai 1876.)

La malade du D^r Ch. Ball a succombé. C'était un enfant de 6 mois. La tumeur était dorso-lombaire, du volume d'une noix de cacao, à large pédicule ; ulcérée au sommet, et sur le point de se rompre. Par transparence, on ne distinguait aucun élément nerveux.

La ligature fut appliquée autour d'un pédicule de 3 pouces 1/2 de circonférence et serrée jusqu'à occlusion de l'orifice spinal, après quoi la tumeur fut vidée par ponction. Il n'y eut pas de paralysie après l'opération ; le quatrième jour, la peau était déjà sectionnée et tout paraissait devoir bien aller, lorsque le quatorzième jour l'enfant mourut subitement en convulsions.

L'autopsie ne fut pas faite, mais on put constater que la séparation du pédicule était presque achevée et qu'il n'y avait pas, à son niveau, d'ouverture du canal rachidien.

Observation XLIII.

(Bullettino delle Scienze Mediche pubblicato per cura della Societa Medico-chirurgica, di Bologna, série V, vol. XXIII, avril 1377. (Traduction de M. Armand Siredey).

Un cas de spina-bifida dorsal avec guérison par la ligature élastique.

Par le docteur Charles Colognese.

On sait que l'illustre professeur Rizzoli de Bologne a récemment imaginé de traiter le spina bifida (pendant longtemps abandonné à lui-même et plus tard traité par Morton comme l'hydrocèle, en y faisant une ponction capillaire et en y injectant ensuite une solution iodée) par une *pince-écraseur*, à l'aide de laquelle la tumeur est totalement détruite et ne laisse plus qu'une cicatrice cutanée. L'illutre professeur a déjà traité et guéri avec sa méthode deux cas, un de tumeur hydrorachidienne extra-médullaire, ou périphérique sans complication, et l'autre d'hydro-méningocèle en communication avec la cavité crânienne. Un troisième cas de tumeur hydro-méningée crânienne, correspondant à la partie supérieure droite de l'occipital est dû au Dr Nicolis, et un quatrième cas de spina bifida cervical fut traité et guéri par le Dr Parona.

Le Dr Colognese, tout en approuvant la méthode de Rizzoli, pensa qu'en l'absence de la pince il pouvait se servir de la ligature élastique. C'est à ce sujet qu'il a rapporté le cas suivant dans lequel il a obtenu la guérison.

Une dame accoucha pour la première fois le 2 septembre 1876, d'une petite fille saine et robuste, mais qui sur la région dorsale portait une tumeur qui attira l'attention de la mère, d'autant plus que cette tumeur croissait chaque jour en volume.

Au bout de huit jours l'enfant fut visitée par A... qui constata, correspondant à la quatrième vertèbre dorsale, une tumeur du volume d'une orange, molle, fluctuante, avec un pédicule à sa base. La peau qui la recouvrait était de couleur normale, avec des arborisations vasculaires. Elle était transparente à la lumière, on voyait remuer son contenu sous l'influence des mouvements respiratoires ou lorsque l'enfant se mettait à crier. Voulant savoir si la cavité de cette tumeur vésiculeuse communiquait avec celle de la colonne vertébrale, M. A... s'en assura et il en acquit la certitude lorsqu'il sentit, en prenant le pédicule de la tumeur, un vide qui résultait de l'absence de l'apophyse épineuse correspondante.

C'est alors que M. A... établit le diagnostic de tumeur hydrorachidienne correspondant à la quatrième vertèbre dorsale, et en conséquence forma le projet d'avoir recours à l'opération.

N'ayant pas la pince de Rizzoli, A... pensa à appliquer la ligature élastique qui lui avait déjà rendu de bons services pour l'ablation de tumeurs d'un autre genre.

Le 11 septembre, neuf jours après la naissance de l'enfant, A... prit le tiers d'un tube à drainage ordinaire, et l'enroula deux fois autour du pédicule sans raser la peau de la colonne vertébrale pour ne pas trop la tirer, et fit une traction modérée, se réservant de serrer progressivement la ligature un peu plus tard. Cela fait, il fixa les chefs de la ligature avec un fil.

Le jour suivant, la petite opérée avait bien dormi pendant la nuit, avait tété comme d'habitude, et la tumeur commençait à pâlir en même temps que sa température diminuait. A... serra la ligature de 1/4 de centimètre.

Le troisième jour la tumeur prit une coloration bleuâtre, et exhala une odeur un peu fétide. Le quatrième jour elle devint noirâtre et très-fétide, encore, humide, mais en état de gangrène parfaite.

L'enfant était restée éveillée et avait crié toute la nuit. Elle ne prenait plus le sein et avait la fièvre.

On prescrivit l'huile de ricin et le sirop de chicorée.

Le jour suivant la tumeur commençait à se déssécher, et on voyait un sillon ulcéré sur le trajet de la ligature. L'enfant avait eu quelques déjections, tetait un peu, et avait une fièvre légère.

Le huitième jour la tumeur était complétement désséchée, elle tendait de plus en plus à se détacher ; enfin le neuvième jour de l'application du lacs elle tomba d'elle-même laissant une plaie de bon aspect, de forme ronde, de la grosseur de 5 centim. avec une dépression au centre comme une tête d'épingle, d'ailleurs parfaitement fermée puisqu'elle ne laissait écouler de liquide d'aucune sorte.

C'était évidemment la trace de la communication de la tumeur avec la cavité rachidienne.

Lorsque l'enfant pleurait on voyait ce point central se soulever. Mais rien de plus.

Pansement phéniqué.

Chez cette enfant, conclut A..., la tumeur tomba neuf jours après l'application du fil élastique, et durant ce temps la malade n'eut qu'un peu de fièvre le quatrième et le cinquième jour et, en même temps, cessa de téter.

La cicatrisation eut une marche régulière dans la suite, sans aucun trouble local ni général. La plaie était cicatrisée dix jours après la chute de la tumeur, sans irrégularité, à l'exception d'un léger enfoncement central qui s'ossifia parfaitement plus tard.

D'après le résultat obtenu, le Dr Colognese fait quelques considérations sur l'actualité de cette opération, comparant les deux méthodes : l'écraseur de Rizzoli et la ligature élastique.

Le professeur de Bologne, dit-il a, imaginé l'écraseur et l'a fait construire de façon à étrangler les tissus vivants et à amener leur mortification de la périphérie au centre, comme le démontre le système de vis dont il est pourvu, et en même temps un peu régulariser le degré de constriction de la tumeur.

On peut atteindre le même but, croit M. Colognese en se servant de la ligature élastique, parce que, ainsi que l'a justement écrit Grandesso Silvestri : « comme on le verra, la pression exercée par cette substance ne peut pas être assez légère pour ne pas aller jusqu'à oblitérer les plus petits vaisseaux capillaires et à enlever ainsi l'élément matériel de la nutrition des tissus à la surface desquels elle est appliquée amenant ainsi leur mortification par son action incessante.

Dans les cas de complication, il est facile d'enlever l'appareil de Rizzoli, pareille facilité, au dire de A... se rencontre dans la ligature élastique, en coupant le fil qui fixe les chefs.

En outre si avec l'écraseur de Rizzoli on obtient une seule plaie cutanée, rectiligne, et une adhérence régulière des deux méninges séparées par le liquide rachidien, avec la ligature on peut apporter un nouveau perfectionnement, et maintenir le lacs un peu éloigné de la peau dorsale, en tirant moins les fils de l'anse pour obtenir une plaie cutanée de moins grande étendue.

A... ne cache pas que la ligature élastique peut faire défaut dans certains cas, comme dans quelques tumeurs dépourvues de pédicules, et qui ont la même largeur à la base.

Néanmoins, conclut A..., le fait raconté démontre comment le médecin de campagne qui manque d'un riche arsenal de chirurgie, et surtout de quelques instruments spéciaux pour une opération, peut cependant obtenir le même résultat avec des procédés moins brillants, mais non moins avantageux pour l'humanité souffrante.

OBSERVATION XLIV.

(Annali universali di medicina e chirurgia, vol. 279, septembre 1879).

Scolari Gaetano. Hydrorachis lombaire traitée et guérie au moyen de la ligature élastique.

(Traduction de M. Armand Siredey).

L'impression vive et agréable que les praticiens eurent de la publication des récentes guérisons obtenues dans des cas d'hydrorachis trouve sa raison, quand on pense à la gravité du mal, à ses conséquences presque toujours fatales, à la crainte d'une récidive après l'opération, et à l'importance de l'opération même par laquelle on doit agir sur un sac, dont la cavité se trouve en communication directe avec la cavité rachidienne, et tapissée par une membrane qui lui est commune avec celle-ci.

Tant que les médecins ne seront pas habitués à de pareils cas de traitement, il sera toujours utile de les encourager per l'exposition de faits nouveaux et favorables.

Telle est la raison pour laquelle je fais connaître le cas suivant que j'ai observé.

Au commencement de l'année 1877 je fus appelé à visiter la nommée Monglis (Maria), de Linarolo, province de Pavie, enfant nouveau-née, et chez laquelle la mère avait découvert une excroissance le long de la colonne vertébrale. Elle correspondait précisément à la dernière vertèbre lombaire ; elle présentait la longueur de 4 à 5 centimètres avec un diamètre de 2 centimètres et était implantée sur la colonne vertébrale dans laquelle on pouvait introduire le petit doigt en déplaçant la tumeur. De plus, la tumeur qui d'habitude était affaissée, devenait turgide et tendue dès que la petite fille pleurait.

Désirant avoir un conseil sur ce qu'il convenait de faire, je fis porter la petite malade à Pavie, auprès de mon collègue et ami, le professeur Scarenzio, pour qu'il me donnât son avis; et étant d'accord avec moi sur la possibilité d'une cure radicale, il proposa la ligature élastique. Et à dire vrai, dans ma position de médecin de campagne, j'acceptai cette proposition comme la plus opportune, parce que je ne possédais pas l'instrument spécial imaginé par le professeur Rizzoli, employé avec un succès parfait par lui-même et par le Dr Parona.

De plus, la ligature élastique, une fois appliquée, continuerait à agir sans qu'il fût besoin d'une surveillance continuelle. Je me rappelais aussi les heureux résultats obtenus avec ce procédé par Ball, Laroyenne, Polaillon, Atkinson, Mouchet, Colognese, Capellini et Cavagnis.

Cependant je laissai écouler quelque temps pour que la fillette en grandissant donnât plus d'opportunité à l'opération, puis elle fut apportée à la clinique chirurgicale de Pavie. Mais après quelques jours elle en repartit parce qu'elle avvait de la fièvre et paraissait inopérable. Rendue alors à mes soins, j'attendis qu'elle eût atteint son sixième mois. Enfin, le 1er juillet, avec l'assistance du professeur Scarenzio, je fis l'opération. Dans ce but, pendant qu'on tenait la tumeur soulevée en tirant légèrement, je fis, autour de son pédicule, deux tours avec un fil élastique du diamètre de 1 millimètre, en le maintenant à une tension modérée. J'enroulai les chefs et fis appliquer, au point de leur décussation, un nœud au moyen d'un fil de soie.

Puis ayant laissé libres les fils et la tumeur, celle-ci devint immédiatement turgescente et d'une teinte livide, et à en juger d'après les cris de l'enfant, elle causait une vive douleur.

Le troisième jour de la ligature le pédicule était complètement usé à sa circonférence dans toute l'épaisseur de la peau, et le lacs demeurait serré. Mais après cinq autres jours on vit que les bords de cette ulcération s'étaient librement réunis, entourant le fil et le laissant dans un trajet sous-cutané. La tumeur avait repris ses caractères primitifs. Je crus alors inutile de persister dans la constriction avec cette perspective que la tumeur recevait également sa nutrition, et je préférai enlever le fil. J'eus ainsi très promptement la cicatrisation de la plaie qu'il entretenait.

26 juillet. Je renouvelai la ligature en employant un fil élastique

double, avec lequel je fis une fois seulement le tour du pédicule de la tumeur en maintenant une constriction plus énergique que la première fois.

Le troisième jour, la tumeur qui de nouveau était devenue turgescente, et de couleur violacée, était un peu flétrie, et l'anse se relâchait. Je fis appliquer un second nœud à 1 centimètre du premier, et après trois autres jours, on voyait la tumeur tout à fait privée de ses éléments nutritifs et desséchée. Je pratiquai alors une troisième constriction, et enfin douze jours après l'opération elle tomba.

A l'endroit de la résection il restait une plaie simple de l'étendue de 2 centimètres, et qui en une semaine guérit parfaitement.

Depuis lors l'enfant resta toujours bien portante, on sentait à la région indiquée le canal rachidien ouvert, admettant encore le bout du petit doigt, mais sans qu'il s'y manifestât la moindre tendance à la récidive.

Il me semble donc que le cas que je viens de rapporter peut confirmer l'utilité de la ligature élastique comme moyen de traitement radical dans l'hydrorachis, affection qui une fois opérée ne menace pas de récidives, parce que le sac n'est pas comme celui de la hernie le produit d'un effort gradué, mais bien d'un vice congénital de conformation.

OBSERVATION XLV.

Spina-bifida guéri par la ligature élastique.

(Bulletin de thérapeutique, t. 93, p. 285).

Le D* Francesco Valentinetti fut appelé le 16 décembre dernier auprès d'un nouveau-né. Il le trouva cyanosé, et présentant à la région lombaire une tumeur pendante de la grosseur d'un œuf de dinde, suffisammeut pédiculée, sans changement de couleur à la peau, renfermant un liquide qui, à la moindre pression, rentrait en partie dans le canal rachidien par un orifice appréciable. C'était un *spina bifida*.

L'enfant, quoique faible, était bien conformée d'ailleurs, et ne présentait pas de paralysie ; le D* Valentinetti se décida à intervenir,

Le 8 janvier, au 23ᵉ jour de la naissance, il fit la ligature de la tumeur, au niveau du pédicule, avec un fil élastique d'environ 1 millimètre de diamètre.

Il y eut ensuite un peu de douleur qui cessa bientôt; la tumeur diminua de volume, se sphacéla, se dessécha; mais comme elle tardait à se détacher, on fit une seconde ligature plus serrée, le 15 janvier. Trois jours après, la tumeur tomba, laissant le trou rachidien recouvert de bourgeons charnus abondants. La plaie ne tarda pas à se cicatriser, et le 13 février, l'enfant était complètement guéri. (Il Raccoglitore medico, 20 juillet 1877, p. 46.)

CHAPITRE V.

TUMEURS DU SEIN.

La ligature élastique a été, d'après le professeur Scarenzio (1), appliquée par Grandesso Silvestri et Dittel à l'ablation des tumeurs du sein; mais nous ignorons les résultats obtenus par ces chirurgiens.

Six cas seulement nous sont connus : l'un d'eux appartient à Sir Henry Thompson (1873); le second à M. Terrier; le troisième à M. Périer, qui en a communiqué l'observation à la Société de chirurgie, en 1875; un quatrième a été publié dans l'Union médicale du 28 mars 1876 par M. le Dr Lélu, d'Orbec (Calvados). Enfin, Allingham dit avoir opéré deux cancers du sein avec succès (thèse Quinot, p. 28); mais nous n'avons trouvé que la relation succincte de ces deux cas.

Dans ces six faits, l'opération a été suivie de succès. Et, dans un seul cas (celui de Thompson), elle a donné lieu à un érysipèle.

Quelques favorables que soient ces faits, nous croyons que la ligature élastique ne peut servir que d'une façon

(1) Loco citato.

execptionnelle à l'ablation des tumeurs du sein. Mais nous pensons aussi que, dans quelques circonstances rares et toutes spéciales, elle rendra de grands services en permettant de débarrasser de leur mal des malades chez qui l'âge, la cachexie, la pusillanimité, ou l'impossibilité d'employer le chloroforme, interdiraient l'emploi de tout autre moyen. Le fait de M. Lélu est, à ce point de vue, très remarquable et très probant.

Nous n'avons rien, du reste, de spécial à dire sur l'emploi de la ligature élastique dans ces cas, si ce n'est qu'il nous paraît avantageux de sectionner le pédicule de la tumeur avec le serre-nœud comme l'a fait M. Terrier, lorsque celle-ci ne tient plus aux parties sous-jacentes que par une mince épaisseur de tissus. Le pédicule est à ce moment complètement mortifié, et il n'y a plus guère à craindre ni les hémorrhagies, ni la douleur. Du reste, on peut faire la section en avant de la ligature, de façon a enlever la tumeur, dont le sphacèle donne lieu à une odeur repoussante, tout en laissant en place le lien élastique, qui achèvera de sectionner tout doucement le point sur lequel il est appliqué.

Quant au manuel opératoire, il est, ici encore, extrêmement simple.

Si la tumeur est pédiculisable, on entoure simplement sa base avec plusieurs tours de fil élastique.

Si elle n'est pas pédiculisable, on traverse sa base avec l'instrument de M. Allingham, ou avec un grand trocart courbe. A l'aide de ces instruments on passe un double fil sous la tumeur dont on étreint chaque moitié avec chacun des deux fils.

On peut encore traverser la base de la tumeur avec deux longues épingles sous lesquelles on passe le lien de caoutchouc.

OBSERVATION XLVI.

(Union médicale du 4 mai 1875. — Compte-rendu de la Société
de chirurgie).

M. Tillaux fait un rapport sur une observation de M. Périer,
relative à une opération d'ablation de tumeur du sein, chez une
femme de 84 ans, à l'aide de la ligature élastique.

Cette opération n'a été entreprise par M. Périer que parce que
la pauvre vieille souffrait cruellement de sa tumeur, au point de
ue pouvoir plus goûter un moment de repos, et qu'elle réclamait
avec instance, chaque jour, un soulagement que M. Périer avait
tenté, mais vainement, de lui procurer par les moyens ordinaires
de la thérapeutique. Il choisit la ligature élastique, parce que les
autres méthodes opératoires, bistouri, écrasement linéaire, gal-
vano-caustique, etc., n'étaient pas applicables chez un sujet à qui
son âge, d'une part, ne permettait pas de perdre du sang, et chez
lequel, d'autre part, un emphysème pulmonaire interdisait l'emploi du chloroforme.

La tumeur, qui avait le volume du poing et était facilement pédiculisable, fut traversée à la base par un double fil élastique qui
permit de la diviser en deux parties, dont chacune fut traversée à
son tour par une broche, et sur laquelle fut établie une constriction aussi énergique que possible à l'aide de fils en caoutchouc. La
malade ne ressentit pas de douleur au moment de l'opération;
mais, au bout d'un certain temps, il se manifesta une douleur très
vive qui heureusement ne dura pas plus de vingt-quatre heures.

La division des tissus fut longtemps à s'opérer; il fallut faire de
nouvelles constrictions le dix-huitième et le vingt-quatrième jour,
puis les deux moitiés de la tumeur se détachèrent successivement;
quinze jours après leur chute la cicatrisation de la plaie était complète; mais la malade, arrivée aux limites extrêmes de la vie, ne
tarda pas à succomber

Observation XLVII.

Ablation d'une tumeur encéphaloïde du sein par la ligature élastique.
Par M. le docteur Em. Lélu, d'Orbec (Calvados).

(Union médicale du 28 mars 1876).

Mme P..., âgée de 57 ans, habitant la commune de Planquay (Eure), portait au sein gauche une énorme tumeur, survenue à la suite d'une forte contusion de cette région. En mars 1874, elle avait reçu un coup de corne de vache dans le sein gauche, un peu au-dessus du mamelon. A partir de cette époque, le sein devint douloureux, et, en juillet, elle s'aperçut qu'il était dur et bosselé. En août, la tumeur était déjà grosse comme le poing, et formée par la réunion de deux petites tumeurs; le tout était mou au toucher.

Mme P... mit en usage les remèdes de village les plus singuliers que l'on puisse imaginer; les sorciers et les pèlerinages, tout fut employé. Ne trouvant aucun soulagement, et voyant, au contraire, croître le mal, elle finit par se décider à consulter un médecin, qui ne put conseiller autre chose que l'opération. Effrayée par ce mot *opération*, elle refusa et attendit encore jusqu'en janvier 1875. Pendant ce temps, la tumeur avait pris des proportions énormes et commençait à s'ulcérer; puis les forces diminuaient et la malade dépérissait à vue d'œil. Ayant entendu parler d'un certain *guérisseur de cancers sans opération*, venu des pays lointains s'établir à Versailles pour quelques mois seulement, dans le but de rendre d'éminents services à la société française, et surtout de réaliser quelques beaux bénéfices, elle alla se recommander à lui. Après un mois de traitement sans succès, épuisée, et sentant sa fin prochaine, elle voulut revenir chez elle.

C'est à cette époque, premiers jours d'avril 1875, que je fus appelé auprès de Mme P... Je trouvai la malade dans le décubitus dorsal, tout autre position étant impossible. Elle ne quitte pas le it depuis un mois; elle est considérablement amaigrie; la voix est cassée, la respiration haletante; le teint est jaune paille; elle porte, en un mot, les traces d'une cachexie profonde. Depuis près d'un mois, elle a une fièvre continue, avec exacerbation vespérale; l'appétit et le sommeil ont complètement disparu; le pouls est petit (à 130) et se laisse facilement déprimer; la température à 40,2; il y a de la diarrhée depuis quelques jours. La tumeur présente alors le volume d'une tête d'enfant à terme, et peut peser environ 750 à 800 grammes. Elle est divisée en trois lobes; friable, saignant facilement; elle laisse écouler un liquide sanieux, exhalant une odeur infecte; la partie supérieure du lobe moyen se sphacèle. Toutefois, après le plus attentif examen, je ne découvre aucun ganglion dans l'aisselle.

Prévenu par le mari, je me gardai bien de parler d'opération; je me contentai de prescrire la portion cordiale des hôpitaux, et 0,30 centigr. de sulfate de quinine le soir pendant quatre jours.

Vu l'état désespéré de la malade, je ne pouvais songer à l'opération; j'étais fort perplexe, lorsque je me souvins de l'opération pratiquée récemment par le professeur Dolbeau, à l'aide de la ligature élastique, dans un cas d'abcès profond situé au milieu des muscles de la fesse. Je résolus de faire usage de ce moyen dans ce cas (j'ignorais alors les tentatives faites antérieurement par M. le Dr Adolphe Richard; tout dernièrement, par le Dr William Thompson, en Angleterre).

A ma deuxième visite, 12 avril, le pouls s'étant un peu relevé, je fis entrevoir à la malade la gravité de sa situation, et je l'engagai à se débarrasser au plus vite de sa tumeur. Toutefois, j'eus soin d'ajouter que je ne ferais nullement usage du bistouri. Ce dernier argument la décida, et séance tenante, je procédai à la ligature de la tumeur.

Je pris un tube en caoutchouc de la grosseur d'une plume de corbeau et cernai la tumeur à son point d'émergence. Après avoir tendu le tube environ sept à huit fois sa longueur, je le liai à l'aide d'un fil ciré au pied de la tumeur. Afin d'éviter les douleurs qui pouvaient résulter d'une semblable constriction, je prescrivis des pilules d'extrait thébaïque à 0,02, à prendre alternativement avec une potion contenant 2 grammes d'hydrate de chloral.

15 avril. La section est commencée; la malade n'a pas souffert la nuit et le jour qui ont suivi la ligature; mais, depuis le 14, elle se plaint beaucoup. Pouls, 120. Temp. axillaire, 40,2. Continuation de la potion et des pilules; de plus, extrait de quinquina matin et soir. Bouillons, vin de malaga.

Le 18. La malade est plus calme; les douleurs ont cessé le 16. La section du pédicule est à moitié; mais, le caoutchouc ne serrant plus assez, je le liai plus bas. Continuation de la potion au chloral ; en outre, la partie périphérique de la tumeur commençant à se putréfier, je fis mettre dessus des compresses trempées dans une solution de permanganate de potasse.

Le 25. Il y a treize jours que la ligature a été appliquée. La tumeur se détache complètement et laisse une plaie ayant à peu près 6 centimètres de diamètre. Pouls 100. Température axillaire 39,6. La malade se sent un peu d'appétit.

Sur les bords de la plaie, au niveau des parties primitivement sectionnées, la tumeur commence à repousser. Application de pâte de Canquoin en flèches et continuation de la médication tonique.

Le 30. Pouls 92. Température 38,8. La plaie est belle et commence à se cicatriser ; pas de rougeur érysipélateuse.

5 mai. La malade a bon appétit, est gaie ; le pouls reprend de la force. La plaie diminue.

Le 15. La malade se lève, a un appétit dévorant. La plaie, d'un bel aspect, marche rapidement vers la cicatrisation.

3 juin. La plaie est complètement cicatrisée ; il ne reste aucune trace de la tumeur. La malade commence à se promener dans son jardin.

J'ai revu la malade le 15 de ce mois (octobre 1875), c'est-à-dire sept mois après l'opération ; la guérison s'est maintenue ; la malade a repris de l'embonpoint et des forces, et vaque à ses occupations.

Examinons maintenant les conditions dans lesquelles se trouvait ma malade au moment de l'application de la ligature élastique.

Par suite des souffrances et de la suppuration continuelle, Mme P... était tombée dans le marasme le plus complet, et tout faisait présager une fin prochaine. Tenter une opération sanglante eût été, je crois, d'une grande témérité en présence d'un organisme aussi délabré. C'est ce qui me fit opter pour la ligature élastique. J'avais, en effet, tout à redouter avec l'instrument tranchant : perte de sang, fièvre traumatique, érysipèle et fusées purulentes, si fréquentes à la suite de l'ablation du sein.

La ligature élastique me mit à l'abri de tous ces inconvénients, et c'est certes grâce à elle que ma malade a pu guérir.

En publiant cette note, mon but n'est point d'ériger en méthode ce mode opératoire ; je me propose seulement de démontrer que, dans certains cas désespérés, la *ligature élastique*, appliquée à l'ablation des tumeurs, peut rendre de grands services. On lui reproche d'agir lentement, mais cette lenteur est largement compensée. Ainsi pas d'anesthésie du malade, pas de perte de sang; suppression de la fièvre traumatique; ni érysipèle, ni fusées purulentes; guérison rapide; application facile et surtout qui n'effraye pas les individus les plus pusillanimes. Tels sont les grands avantages que peut avoir la ligature élastique.

OBSERVATION XLVIII.

Tumeur fongueuse de la mamelle. — Ablation par la ligature élastique.

Par le Dr Henry Thompson (The Lancet, 1874, t. I, p. 12).

Maria B..., femme mariée, 22 ans, fut admise le 18 novembre avec une tumeur du sein droit. La malade a eu cinq enfants, dont trois sont morts. Il y a douze ans elle remarqua une petite grosseur dans le sein droit, mais comme celle-ci ne causait ni douleur ni gêne, elle n'y fit aucune attention jusqu'à il y a un an, époque à laquelle elle commença à augmenter de volume. Deux mois avant l'admission, la peau qui recouvrait la tumeur devint très rouge et, au bout d'un mois environ, elle se rompit en donnant lieu à un écoulement de sang et de pus.

Au moment de l'admission les deux mamelles étaient très grosses et pendantes, d'égal volume; mais, faisant saillie sur le sommet du sein droit, juste au-dessus du mamelon, était une large masse fongueuse, de forme sphérique, dont le diamètre mesurait environ 3 pouces. Cette masse saillante était d'une couleur pourpre sombre, excepté au sommet où elle était noire et ramollie, et laissait suinter un liquide d'odeur très fétide. La tumeur n'était pas souple, ni non plus très dure. On ne trouva pas de ganglions tuméfiés dans l'aisselle ni au-dessus de la clavicule.

21 novembre. Après que la malade eut été chloroformée, sir Henry passa deux forts liens de caoutchouc au travers et autour de la base de la tumeur, d'après la manière recommandée par le professeur Dittel, de Vienne. Le lendemain de l'opération la peau était bleue au-dessus des ligatures, et les tissus de la mamelle très tendus.

Le 23. Le lien élastique placé en haut se rompit.

Le 24. Il y avait une élévation de la température et de la rougeur au côté interne de la tumenr. La plaie fut tenue propre et désinfectée à l'aide d'irrigations d'acide phénique.

La rougeur érysipélateuse s'étendit en trois jours jusqu'à l'épaule, mais fut un instant arrêtée par une raie tracée au nitrate d'argent. Deux jours plus tard, cependant, elle avait passé par dessus l'épaule et était descendue dans le dos.

1er décembre. La ligature qui entourait la partie inférieure de la base de la tumeur avait produit une ulcération si étendue qu'elle était complètement relâchée, et qu'elle demandait à être resserrée.

Le 3. La ligature avait presque complètement sectionné la moitié inférieure de la mamelle, et la surface de section avait un aspect gris, ramolli. L'érysipèle avait disparu.

Le 9. Un lien de caoutchouc fut placé autour de la moitié supérieure de la poitrine. Cette fois une incision cutanée peu profonde fut pratiquée pour recevoir la ligature.

Le 15. La seconde ligature fut resserrée ; et deux jours plus tard, le pédicule par lequel le sein était attaché était si petit que M. Mc. Lean, le chirurgien de l'hôpital par intérim, le coupa avec une paire de ciseaux. La plaie mise ainsi à découvert mesurait 3 pouces 1/2 sur 2 1/2 et présentait une profondeur d'environ 1 pouce.

Depuis ce moment la marche a été continuellement satisfaisante. La plaie a bon aspect et se cicatrise rapidement, et l'état général de la malade s'est considérablement amélioré.

OBSERVATION XLIX.

Enorme tumeur sarcomateuse de la mamelle chez une femme de 84 ans,
opérée par la ligature élastique avec succès, par M. Terrier.

(Observation communiquée par M. Paul Reynier).

X..., 84 ans, entre à l'infirmerie de la Salpêtrière, dans le service de M. Terrier, pour une énorme tumeur de la mamelle gauche, dont le début remontait à plusieurs années.

La malade était très amaigrie, et tandis que la mamelle du côté opposé était complètement atrophiée, celle du côté malade présentait le volume d'une tête de fœtus : la peau était envahie dans la partie supérieure ; et à ce niveau on voyait un énorme champignon couvert de matière ichoreuse, et saignant très facilement. Ce champignon s'était produit il y avait quelque mois.

La tumeur était très mobile sur les parties profondes, et les ganglions de l'aisselle n'étaient pas envahis.

La malade avait des douleurs lancinantes ; mais, vu l'âge de la malade, devant cette masse énorme, et la plaie que cette ablation devait produire, M. Terrier hésita, et se décida à entourer la base de la tumeur avec un fil élastique, mis double, et de la grosseur de 3 millimètres, La peau était tellement flasque qu'on pouvait facilement pédiculiser ainsi la tumeur.

On serra le fil avec une constriction très forte. Quatre jours seulement après, la peau était coupée complètement ; cette section de la peau fut un peu douloureuse, et occasionna un léger mouvement fébrile. On remédia à la douleur au moyen de piqûres de morphine.

On continua tous les jours en resserrant au fur et à mesure le fil élastique, au moyen d'un fil ordinaire. Au bout d'une dizaine de jours, à partir de la pose du fil, il ne restait plus qu'un pédicule de la grosseur de 2 centimètres de diamètre ; *on finit alors avec le serre-nœud de Maisonneuve.* Ce qu'il y eut de très remarquable c'est qu'en même temps que la section se faisait, la cicatrisation avait lieu, de telle sorte qu'à la chute de la tumeur, il ne restait plus qu'une plaie de 8 centimètres de diamètre au lieu de 15 centimètres qu'elle aurait eus vraisemblablement, si on tient compte du volume de la tumeur elle-même.

Il est à remarquer, en outre, que la peau, une fois sectionnée, la malade n'accuse plus de douleurs.

La plaie se cicatrisa complètement et la malade sortit guérie.

APPENDICE.

Nous plaçons ici un travail fort intéressant que nous devons à la gracieuseté de M. le Dr Budin, son auteur, de pouvoir publier dans notre thèse. Les faits contenus dans ce travail prouvent que la ligature élastique peut encore trouver, en dehors du domaine de la diérèse et de l'exérès d'utiles applications.

DE L'EMPLOI D'UN FIL DE CAOUTCHOUC POUR PRATIQUER, DANS CERTAINS CAS, LA LIGATURE DU CORDON OMBILICAL.

Par M. le Dr Budin, chef de clinique d'accouchement de la Faculté.

Les hémorrhagies secondaires par le cordon ombilical sont rares.

Cependant dans certains cas où le cordon est gras, c'est-à-dire contient dans son épaisseur une assez grande quantité de gélatine de Wharton, bien que la ligature ait été très serrée, on peut voir, à la suite de cris et d'efforts, survenir une hémorrhagie grave, quelquefois même mortelle.

M. le Dr Tarnier a rapporté un cas de ce genre pendant que nous étions son interne à la Maternité en 1875 : un enfant à la naissance duquel il venait d'assister avait un cordon volumineux; afin de se mettre en garde contre une hémorrhagie secondaire, il fit une première ligature près de l'ombilic, une seconde à l'extrémité de la tige funiculaire, dont il avait conservé une portion assez longue ; puis doublant le cordon, il fit une troisième ligature très serrée portant sur les deux parties pliées du cordon. Quelques instants après son départ, une hémorrhagie funiculaire se déclara et il fut rappelé en toute hâte.

Une nouvelle ligature dut être faite pour arrêter l'hémorrhagie; l'enfant guérit.

A ce propos, notre très-cher maître, nous fit entreprendre quelques recherches expérimentales pour voir si des ligatures faites avec un fil élastique, en caoutchouc, ne pourraient pas empêcher ces hémorrhagies de se produire.

Le 11 novembre 1875, naquit à la Maternité, un enfant chez lequel le cordon était volumineux, nous fîmes deux ligatures : une première aussi serrée que possible au voisinage de l'ombilic avec un fil de lin plié en quatre, la seconde en arrière de la première avec un fil de caoutchouc, enroulé cinq ou six fois autour du cordon; nous avions placé ce dernier fil plus loin de l'ombilic, car nous craignions qu'il ne coupât le cordon ombilical.

Le lendemain en examinant les deux ligatures, on trouva qu'entre la première et le tissu à moitié desséché du cordon on pourrait passer un sylet et une sonde cannelée ; entre le fil élastique au contraire et le cordon il était absolument impossible de pénétrer. Tandis qu'au niveau de la ligature avec le fil ordinaire le cordon avait conservé un certain volume, la pression continue exercée par le fil élastique lui avait, au niveau de l'autre ligature donné l'aspect d'une petite corde.

Ces deux sortes de ligatures faites sur d'autres enfants ont donné absolument les mêmes résultats.

Nous avons fait alors un certain nombre d'expériences sur des cordons gras. Après avoir fait une ligature portant sur la totalité du cordon, nous isolions un des bouts de la veine ombilicale qui était lié sur un tube conique. Dans ce cône pénétrait *à frottement l'embout* d'une seringue de métal. Nous injections ensuite de l'eau dans la veine ombilicale pour chercher quelle pression serait nécessaire afin de triompher de la résistance opposée par la ligature. Un fil de lin, mis en double et formant un nœud très serré sur le cordon, laisse passer l'eau avec une pression assez faible. Quatre fils réunis laissent encore passer l'eau mais une pression plus forte est nécessaire. Si on réunit huit fils, l'eau passe encore, mais il faut une pression plus grande.

Un fait important à signaler est le suivant : lorsque l'eau injectée a franchi l'obstacle, elle continue à passer avec une certaine facilité sous une faible pression.

Ces expériences ont été faites sur des cordons gras naturellement.

On peut, en injectant de l'eau au milieu de la gélatine de Wharton, produire des cordons gras artificiels : les résultats qui ont été obtenus sur ces cordons ont été absolument semblables aux précédents. L'eau passe toujours sous une pression plus ou moins marquée qui paraît en rapport avec le nombre des fils employés, et une fois que la résistance a été vaincue, le liquide continue à passer avec une assez grande facilité.

Nous avons fait les mêmes expériences en nous servant de différents fils élastiques ; ces fils, au nombre de trois, avaient des diamètres variables, le plus petit passé à la filière Charrière mesurait 1^{mm}:66, le moyen 2 mill., le plus gros 2^{mm},33 ; on allongeait autant que possible, avant de faire la ligature, la portion de fil qui devait être appliquée sur le cordon. Quelques expériences ont été faites avec le fil le plus petit : si la ligature est simple, l'eau passe sous une faible pression ; si on en fait deux tours, l'eau passe encore, mais une pression plus forte est nécessaire ; si on fait trois tours, on peut encore faire passer l'eau, mais il faut déployer une force plus considérable. Lorsqu'on a cessé de faire passer l'eau, si au bout de quelque temps on essaie de nouveau, on rencontre la même résistance dont il faut encore triompher, car le fil élastique a reconquis toute sa puissance.

La ligature simple étant faite avec le fil moyen qui mesure 2 millimètres de diamètre, il faut une pression assez forte pour faire passer l'eau ; si le fil est passé deux fois autour du cordon, l'eau ne passe que sous une très forte pression.

Si on se sert du fil élastique qui mesure 2 millimèt. 33 de diamètre, il faut une pression très forte pour faire passer l'eau lorsque ce fil est simple, et si on l'enroule deux fois, on n'arrive à triompher de l'obstacle qu'avec la plus grande difficulté. J'échouai en appuyant l'extrémité du piston de la seringue sur la poitrine ou sur une planche verticale ; il me fallut prendre un point d'appui sur une table horizontale élevée et tirer de toutes mes forces de haut en bas pour réussir à faire passer un peu d'eau. Lorsque je cessais d'appuyer un instant sur le piston de la seringue, il me fallait avoir recours à une nouvelle pression aussi forte que la première pour faire passer le liquide.

Si avec le fil élastique moyen ou gros on fait sur le cordon trois, quatre ou cinq tours, il est absolument impossible de triompher de la résistance apportée par la ligature : j'ai exercé de telles pressions lentes et brusques que j'en étais exténué, et deux fois l'eau, rompant le calibre de la veine, a traversé la gélatine de Wharton et a jailli violemment au dehors. Les mêmes expériences ont été reproduites sur des cordons devenus volumineux artificiellement par l'injection d'une certaine quantité d'eau dans la gélatine de Warthon : le résultat a été constamment le même.

Nous redoutions pour la ligature élastique un inconvénient qui n'est jamais survenu, c'est la section du cordon.

Dans un cas nous avons vu le cordon coupé par un fil de lin quadruple qui avait été fortement serré, et nous avions constaté la sortie d'une certaine quantité de sang au moment où l'enfant poussait des cris ; nous n'avons jamais observé rien de semblable avec la ligature élastique. Sous la pression continue du fil élastique, le tissu du cordon se tasse et arrive à former un véritable cordonnet plein très régulier et très résistant. On peut du reste voir, sur la figure ci-jointe, les résultats différents de la compression faite avec les deux espèces de ligatures sur un cordon gélatineux dans la veine et dans les artères duquel on avait insufflé de l'air. En A avait été appliqué un fil de lin plié

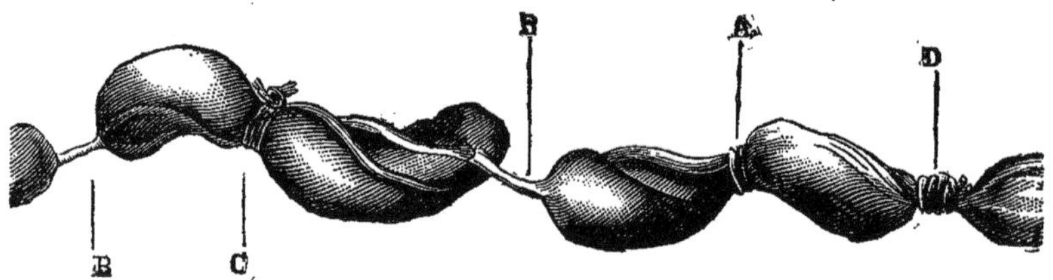

en quatre : le cordon dans son ensemble avait conservé 6 millimètres de diamètre ; la ligature avait été tellement serrée que la membrane amniotique recouvrant le cordon avait été coupée sur tout le pourtour. En B, au contraire, où avait été appliqué un fil élastique, le cordon ne formait plus qu'une sorte de gros fil qui mesurait 2 millètres de diamètre. En C, on a laissé le fil quadruple appliqué sur le cordon ; par suite de la dessiccation, le fil ne serrant plus les vaisseaux est devenu mobile; on peut le faire tourner sur le cordon et on passe très facilement un stylet entre la tige funiculaire et lui. En D, au contraire, se trouve le fil élastique moyen qui a été enroulé quatre fois, et on voit qu'il continue à exercer une très forte pression sur le cor-

don. Ainsi donc, avec le fil élastique, la pression est continue, très puissante, et la section du cordon par ce fil ne
nous paraît pas devoir être redoutée.

Mais l'application du fil élastique n'est pas toujours très
facile, il glisse sur le cordon et s'échappe, il faut qu'un aide
tienne le cordon solidement fixé en deux points entre lesquels on jette la ligature, et encore n'est-il pas facile de
réussir d'emblée. Frappé de ces difficultés, M. le Dr Tarnier a conseillé un procédé très ingénieux qu'il a appelé
le procédé de l'allumette. Au point où on veut faire une ligature, on applique sur le cordon, parallèlement à la longueur,
le bois d'une allumette. On comprend alors dans la ligature
le cordon et l'allumette : cette dernière maintient le cordon
rigide, et de plus, sa surface n'étant point glissante, le fil
élastique reste fixé sur elle et n'a aucune tendance à s'é-
chapper. Lorsque le nœud a été fait, on prend entre le
pouce et l'index les deux bouts de l'allumette, et en exerçant une pression sur le centre avec les pouces on la brise
en son milieu : il suffit alors de tirer doucement pour dé-
gager de dessous le caoutchouc chacun des deux morceaux
de bois, et la ligature élastique est définitivement fixée sur
le cordon.

Ce n'est pas la première fois qu'on a eu l'idée d'appliquer le caoutchouc à la ligature du cordon. Nous avons
trouvé l'indication d'une communication faite sur le même
sujet par M. le Dr Dickson à la Société obstétricale d'E-
dimbourg, en 1874, une année par conséquent avant que
nos expériences ne fussent entreprises. M. le Dr Dickson
fait remarquer que dans certains cas de cordons gélatineux
l'hémorrhagie peut survenir malgré l'existence d'une ligature faite avec le fil ordinaire. Il a donc entrepris de faire
des ligatures avec une sorte de ruban qui mesure 4 millimètres de largeur et est composé de fils élastiques tissés

avec de la soie. M. Dickson a, dit le compte rendu de la séance (1), montré des préparations qui prouvent que la pression exercée par ce ruban est continue et empêche toute hémorrhagie de se produire. Les médecins qui assistaient à la réunion ont tous critiqué plus ou moins le procédé de M. Dickson, à l'exception d'un seul, l'éminent président de la Société, J. Mathews Duncan, qui insista sur l'efficacité de la ligature élastique. Les expériences que, de notre côté, nous avons faites à l'instigation de notre maître M. le Dr Tarnier, nous permettent, ainsi que plusieurs faits d'observation clinique, d'arriver aux conclusions suivantes :

1° Dans le cas où le cordon est gras et gélatineux, la ligature avec le fil de lin ordinaire, même si elle est très fortement serrée, peut être absolument insuffisante pour empêcher l'hémorrhagie secondaire de se produire.

2° Dans ces cas exceptionnels, on fera bien d'avoir recours à la ligature élastique.

3° Le fil élastique qui nous semble devoir être préféré est celui qui mesure 2 millimètres de diamètre à la filière Charrière. Il sera facile, en ayant recours « au procédé de l'allumette », de l'enrouler sur ce cordon ; quatre ou cinq tours faits avec ce fil seront suffisants.

4° Le fil élastique exerce alors une pression continue et forte qui, rendant les vaisseaux imperméables, empêche toute hémorrhagie secondaire. Il ne présente pas l'inconvénient de sectionner le cordon, comme on aurait pu le craindre.

(1) Obstetrical journal, vol. II, p. 41.

CONCLUSIONS.

La ligature élastique peut aujourd'hui être rangée parmi les meilleurs moyens de diérèse et d'exérèse.

Elle semble exposer, moins que tout autre procédé, aux complications ordinaires des opérations (érysipèles, phlegmons, hémorrhagies, etc.).

Son emploi doit surtout être recommandé pour le traitetement des fistules à l'anus, des tumeurs de la langue et de l'inversion utérine ; et pour la ligature du cordon ombilical, lorsque ce dernier est gras et gélatineux.

Les autres applications de la ligature élastique ne sauraient encore être jugées définitivement.

Paris. — A. PARENT, imp. de la Faculté de Médecine, r. M.-le-Prince, 29-3'

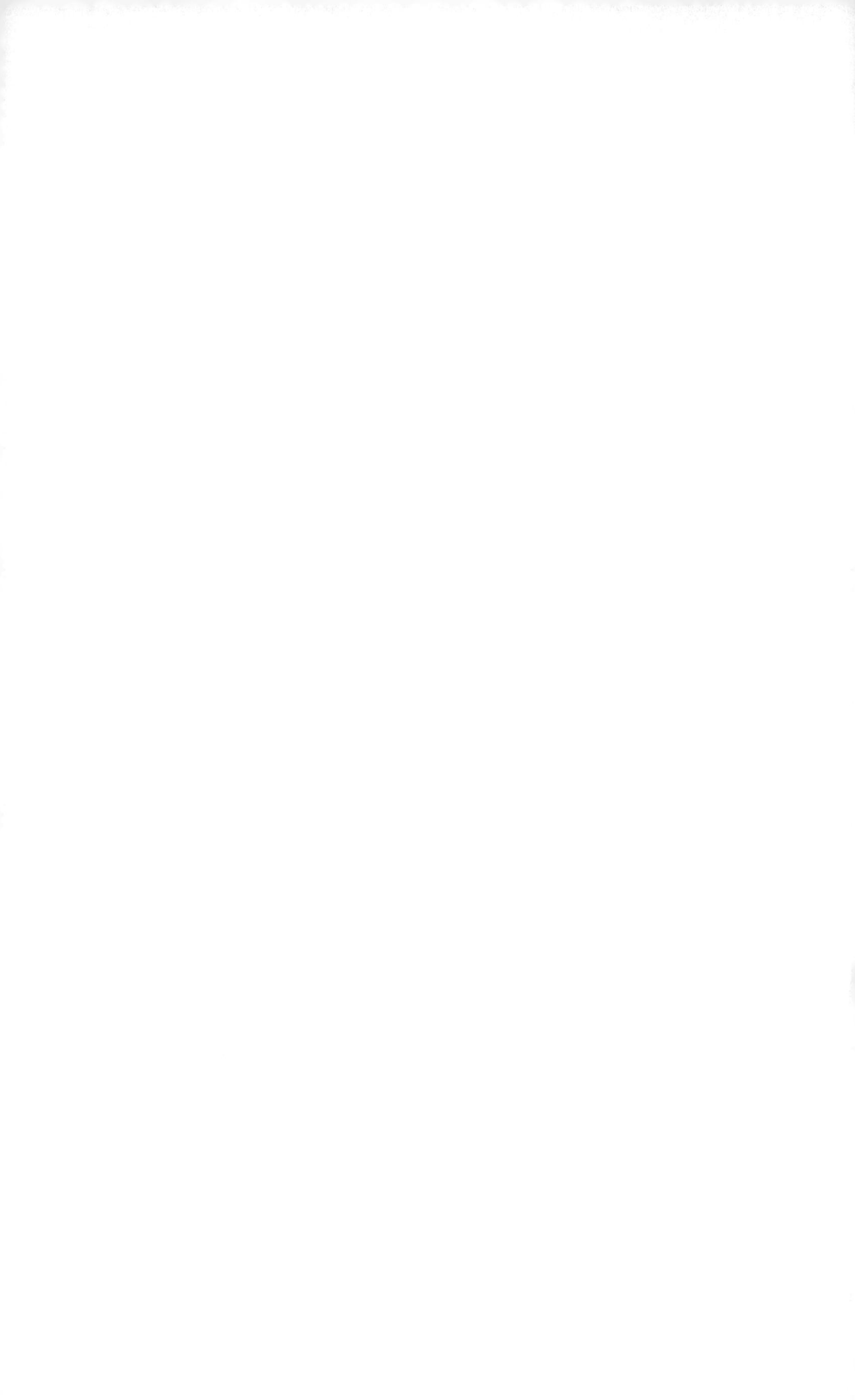